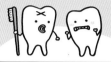

［監修］一般社団法人日本訪問歯科協会

Q&Aでよくわかる

口から健康

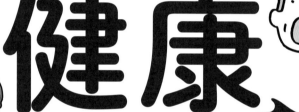

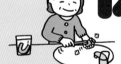

- 口腔機能低下症
- オーラルフレイル
- 嚥下障害

まるごと
BOOK

現代書林

はじめに

「人生100年時代」といわれる現代。2025年には65歳以上の高齢者人口が約3500万人に達するといわれています。

　それに伴い、平均寿命も延び、2018年には女性が87.32歳、男性が81.25歳となっています。しかし、自立して生活できる年齢を示す健康寿命は、2016年時点で女性が74.79歳、男性で72.14歳と平均寿命との間には約10年の差があります。

　いくら平均寿命が延びても、病気になっては元も子もありません。これまで高齢者の健康対策といえば、適度な運動や食生活などが主でしたが、近年、口腔ケアの重要性が認識されてきています。

　お口の病気として代表的なものに歯周病がありますが、歯ぐきが腫れたり、歯が抜けたりするだけでなく、歯周病菌が全身に巡ることにより、さまざまな病気を引き起こす原因にもなると指摘されています。

　たとえば、歯周病菌は血栓をつくりやすいといわれ、脳梗塞や心筋梗塞などを引き起こす一因となっています。また、歯周病と糖尿病との関係も深く、糖尿病の人は歯周病になりやすい一方、歯周病が糖尿病を悪化させる悪循環に陥ることがわかっています。

　このように、お口の健康は全身の健康と密接なつながりがあります。本書では、訪問歯科診療に力を入れている歯科医師20名が、口腔ケアの重要性や日常のケアの仕方をＱ＆Ａ方式でわかりやすく解説しています。一人でも多くの方に、お口の健康について関心を持っていただければ幸甚に存じます。

　2020年7月

　　　　　　　　　日本訪問歯科医学会 学会長　　野坂洋一郎

日本訪問歯科協会が2000年に設立されて以来、高齢者の口腔ケアの普及活動に精を出してきました。長寿と歯の健康には密接な関係があり、歯が弱って柔らかいものばかり食べていると、栄養が偏って体力が衰え、病気や寝たきりになるリスクが高まります。

　　寝たきりになると口腔ケアがおろそかになり、誤嚥性肺炎になるおそれがあります。高齢になると飲み込みが悪くなり、食べ物が食道ではなく、気管に入ってしまうことがあるからです。そうすると、口の中の細菌が肺の中に入ってしまい、肺炎を引き起こしやすくなります。

　　唾液でも誤嚥することがあり、たとえ胃ろうなどで口から食事を摂っていなくても、誤嚥性肺炎になる危険性があります。それだけに口の中の細菌はできるだけ少なくする必要があるのです。

　　実際、高齢者が誤嚥性肺炎で亡くなる率は高くなっており、2016年の死亡者は男性21,730人、女性16,920人ですが、2030年には男性77,000人、女性で52,000人程度になると予想されています。

　　誤嚥性肺炎で亡くなる高齢者を減らすためには、口腔ケアをきちんと行うことが重要です。寝たきりで歯科医院に通院できなくても、訪問歯科診療という方法があります。訪問歯科医は、むし歯や歯周病の治療だけでなく、口の中の清掃も行います。

　　今後、要介護者が増える中、訪問歯科診療の出番は増えていくことでしょう。本協会では、全国的にまだ不足している訪問歯科医を増やすことに全力を挙げて取り組んでいきたいと思っております。

　　2020年7月

　　　　　　　　　　日本訪問歯科協会 理事長　守口憲三

CONTENTS

PART 2 人生100年時代……元気で長生きするために知っておきたいこと

むせる、
咳き込む……
お口の健康は
大丈夫ですか?

Q よくむせるようになりました。 どうすればいいでしょうか?

40代になってからは、時々、お味噌汁やお茶などを飲んで、 むせて咳をしてしまうことがあります。年齢のせいでしょうか?

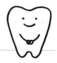

A

— 回答者 — 干野 洋 ふらの駅前歯科クリニック院長

　　　食事のときのお味噌汁やお茶などの水分、または水分と固形物の入り混じった食べ物は、特にむせやすいことが知られています。また薬を飲むときのお水や自身の唾液でも咳き込む場合があります。むせるのは苦しいですし、むせるのを避けようと水分を多く含むものをあまり取らなくなったり、飲み込みやすいものばかりを選ぶようになると、食べる楽しみが減ってしまいますね。では、この「むせ」はどのような仕組みで起きるのでしょう。

　　私たちののどには、呼吸をするために空気を通す気管と、食べ物を胃に送り込む食道があり、のどの奥で交差しています。その部分には弁があり、食べ物が口に入り、のどを通るときには、弁が閉じ、気管の入り口を閉鎖して食道の入り口が開くようになっているのです。これは意識的にのどの筋肉を動かすのではなく、無意識の反射によって起こります。この反射がうまくいかず、誤って食べ物や飲み物などが気管に入ると、防御反応でむせたり、咳き込んだりするのです。この「誤って食べ物や飲み物などが気管に入ること」を「誤嚥」といいます。そして「誤嚥」が頻繁になると誤嚥性肺炎になるリスクが高まります（誤嚥性肺炎については16ページ参照）。

　　今まで何気なく飲んだり食べたりしていたものが、「むせ」やすくなる原因は、何でしょう。ご質問にもあるように**一つの大きな原因は、**

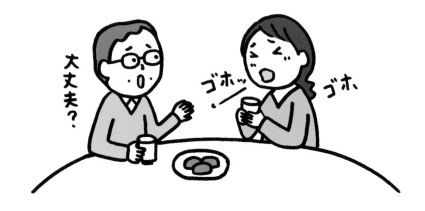

　加齢による身体の変化です。特に口腔機能が低下してくると、唾液の減少や噛む力の低下により食べ物を飲み込みやすいひとまとまりにまとめられない、反射神経の衰えにより弁がうまく閉まらない、筋力の減少によりタイミングよく飲み込むことができない、といったことが起こります。質問者は40代とのことですが、加齢による「むせ」には個人差があり、40~50 代からむせるようになる人もいます。**気になる場合は、まず歯科での口腔機能検査をおすすめします。**必要に応じて嚥下機能検査や食べるときの指導を受けることもできます。

　また、**脳卒中、神経疾患、認知症、薬の副作用等で引き起こされることもあります。中でも最近の研究から特に注目されているのは、脳卒中です。**脳（大脳基底核）になんらかの異常があると、信号の伝達がスムーズにいかず、のどの筋肉が円滑に活動しなかったり、飲み込む動作が遅れたりする現象が起こります。すると、うまく飲み込めなかったり、気管に入って「むせる」ことが起こるのです。脳卒中で倒れたりするほどではなくても、中高年になると脳では軽い脳梗塞や脳出血がしばしばみられます。それが「むせる」というサインとなって現れてきている可能性もあります。ですから、大事になる前に脳卒中の検査を受けるようにすることも大切です。

Q 最近、滑舌が悪くなった気がします。改善できますか?

趣味のサークルでおしゃべりするのが楽しみでしたが、
最近、うまく発音できず、聞き返されることが多くなっています。

A

── 回答者 ── 干野　洋　ふらの駅前歯科クリニック院長

　滑舌が悪くなる原因は2つ考えられます。1つは、合わない義歯や被せ物が入った状態で、口の中の環境が変わってうまく発音できなくなること。これは歯科医院での検査や診察が必要です。もう1つは、年齢とともに口の機能が衰えて、口の周りの筋肉、特に舌の筋力が低下すると滑舌が悪くなってしまいます。

　「口の衰え」と聞くと、歯周病や何本歯が残っているか、ということが思い浮かぶかもしれません。しかし、口腔機能を支えている、いちばん大切なものは筋肉です。舌はほぼ筋肉のかたまりで、舌圧（舌の力）や、咬合力（噛みしめる力）、滑舌（しゃべる発音の巧みさ）も、筋力が衰えてくると低下します。

　加齢によって口腔機能が衰えることを「オーラルフレイル」と呼びますが、その兆候の一つが「滑舌が悪くなる」ことです。他に「食べこぼし」「ささいなむせこみ」「硬い食品を避けるようになる」「口の中が乾燥する」などもオーラルフレイルの兆候です。

　オーラルフレイルを評価する方法の一つにオーラルディアドコキネシスというものがあります。口の周りの筋肉、特に口唇や舌の動きを評価するテストです。パ、タ、カという発音を、それぞれ5秒間ずつ、できるだけ早く繰り返して1秒あたりの発音回数を測定し、5秒間に発音した回数を5で割って1秒あたりの回数を算出します。年齢や男女

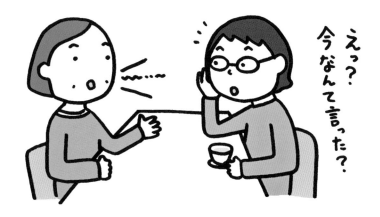

によって基準値が異なりますが、高齢者の方は1秒当たり6回以上であれば、クリアと考えていいです（58ページ参照）。

　もちろん歯科医院でも検査することができますが、最近では、スマートフォンのアプリで簡単に測定することができます。オーラルディアドコキネシスでアプリを検索してみてください。

　いずれにしましても一度歯科医院で診てもらうことをおすすめします。できれば**かかりつけの歯科医院を持ち、年に3～4回は、定期検診を受けましょう。そのときに、むし歯や歯周病だけではなく、口腔機能検査も受けてみましょう。**

　「趣味のサークルでおしゃべりするのが楽しみ」ということですが、人との関わりを増やすことは、オーラルフレイルの予防にも役立つことです。ささいな口の衰えが将来の死亡リスクを高める要因になることが、千葉県柏市での調査「柏スタディ」でわかっています（46ページ参照）。以前よりしゃべりにくくなってきたと思ったら、要注意!!

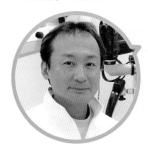

干野　洋 <small>ふらの駅前歯科クリニック院長</small>

2003年に北海道大学歯学部を卒業後、北海道富良野市にて「ふらの駅前歯科クリニック」開業。所属学会は、AAE（米国歯内療法学会）、日本補綴歯科学会、日本歯周病学会など。

Q 母がよく食べ物をこぼします。
年のせいでしょうか？

もうすぐ80歳になる母が食事中に、ご飯やおかずなどを
こぼすようになりました。外食するときなど、特に気になります。

A

— 回答者 — **遠山清美** 歯科医院なかや院長

　　　食べこぼしは家族だけでなく、本人にとっても気になるも
のです。「きれいに食べたいのに、できない」「家族が見ているのに恥
ずかしい」と焦りを感じたり、気持ちが落ち込んだりしてストレスを
感じている可能性もあります。

　食べこぼしは「口への取り込み障害」ともいわれ、次のような症状
が見られます。

①口の中にスムーズに食べ物を入れられない

②口に入れた食べ物がこぼれ出る

③食事中によだれを垂らしてしまう

④口がうまく開けられない

⑤口がしっかり閉まらない

　こうした口への取り込み障害が起こるのは、口のまわりの筋力が衰
えているためだと考えられます。

　まずは、唇と頬の筋肉を鍛える口のトレーニングを行いましょう。

　最初に、唇の筋肉を鍛える方法をやってみます。

　**唇をとがらせて「うー」と3秒間発音します。次に口を横に広げ
て「いー」と3秒間発音します。この「うー、いー」を1セットとして、
「うー、いー」「うー、いー」「うー、いー」と3セット行います。**

　次に、頬の筋肉を鍛えるトレーニングを行います。

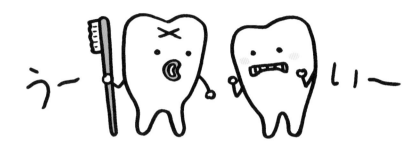

　最初に、怒ったときのように、「プーッ」と両方の頬を思いっきりふくらませます。それから、酸っぱいものを食べたときのように、頬と唇を思いっきりすぼませます。この怒ったときの顔と酸っぱいものを食べたときの顔を1セットとして、「プーッ、酸っぱい」「プーッ、酸っぱい」「プーッ、酸っぱい」と3セット行います。

　ふだん唇や頬の筋肉を動かすことはないので、最初はむずかしく感じるかもしれませんが、続ければ慣れていきます。

　また、自分でトレーニングができない高齢者の場合には、**家族が唇と頬のマッサージを行うことで、食べこぼしの改善が期待されます。**

　まず、薄手のビニール手袋をはめ、歯肉と唇の間に人差し指を入れて外側に引っ張るようにふくらませます。右上、右下、左上、左下と合計４カ所で行います。

　次に、頬の内側に人差し指を差し込んで、同じく外側に引っ張るようにふくらませます。口角ではなく、頬の内側を3秒間しっかりふくらませるようにしましょう。

　頬の筋肉がこわばっている場合には、人差し指と親指で軽くもみほぐしてから行うとうまくいきます。

　こうした唇と頬のトレーニングやマッサージを続けると**唇と頬の機能が向上し、食べこぼしが少なくなります。**

Q 誤嚥性肺炎とは、どういうものでしょうか？

新聞記事に、日本人の死亡原因として「5位に肺炎（6.9%）、7位に誤嚥性肺炎（2.8%）」が挙げられていました。詳しく教えてください。

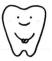

A ── 回答者 ── 遠山清美 歯科医院なかや院長

　　　　平成30年（2018年）の厚生労働省の人口動態統計によると、死亡原因の第1位は悪性新生物（27.4%）で、第2位の心疾患（15.3%）、第3位の老衰（8.0%）と続き、第5位に肺炎（6.9%）、**第7位に誤嚥性肺炎（2.8%）が入っています。**

　2016年までは誤嚥性肺炎という項目はなかったのですが、**2017年から死亡原因の項目に追加されています**。これは誤嚥性肺炎で亡くなる人が増え、より正確な実態を知る必要が高まったことによります。どれくらいの人が誤嚥性肺炎で亡くなっているか、実態を知ることで、効果的な予防や治療につながるからです。

　年齢別の死亡原因を見ると、誤嚥性肺炎の順位は75歳以上になると急激に上昇しています。年を取ると飲み込む力が弱まり、食べ物が食道ではなく、気管に入る危険性が高まるからです。これを「誤嚥」といいます。誤嚥すると、どうして肺炎になるのでしょうか？

　実は口の中にはたくさんの細菌が存在しています。細菌にとって口の中は温度、湿度、栄養（食べ物）の三拍子がそろい、繁殖するのにもってこいの環境なのです。飲み込む力が衰えて、**口の中の細菌が誤って気管に入ってしまうと、肺で細菌が増殖し、肺炎を起こしてしまいます。**

　特に歯周病の原因となる**歯周病菌は、肺炎を引き起こすリスクを高めます**。歯周病が悪化して歯ぐきが腫れたり、歯がグラグラするよう

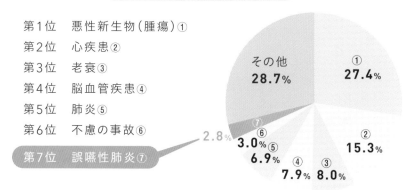

死亡原因

第1位　悪性新生物（腫瘍）①
第2位　心疾患②
第3位　老衰③
第4位　脳血管疾患④
第5位　肺炎⑤
第6位　不慮の事故⑥
第7位　誤嚥性肺炎⑦

その他 28.7%
① 27.4%
② 15.3%
③ 8.0%
④ 7.9%
⑤ 6.9%
⑥ 3.0%
⑦ 2.8%

出典：厚生労働省人口動態統計（H30）

になると、歯周ポケット（歯と歯ぐきの境目の溝）から膿が出て、歯周病菌などの細菌により肺炎を引き起こしてしまうのです。

　また、むし歯菌も肺炎を引き起こす原因になります。

　一般的な肺炎も誤嚥性肺炎も、肺で繁殖している病原体が細菌であれば、治療法は抗菌薬（抗生物質）の投与になりますが、**誤嚥性肺炎の厄介なところは、数種類の細菌が混ざり合っていることです。**

　口の中にはたくさんの種類の細菌がいるため、細菌の特定がむずかしく、検査に数日かかることもあります。そのため、幅広く効果のある薬を使うことになりますが、すっきりと改善しないことも多く、免疫力が低下していると治りにくくなるのです。そうなると寝たきりになってしまったり、そのまま回復することなく、死に至ることもあります。

　むし歯や歯周病があれば、そのままにせず、かかりつけの歯科医に治療してもらい、日々の歯磨きもきちんと行うようにしましょう。

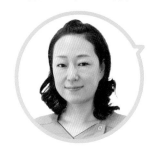

遠山清美 歯科医院なかや院長

神奈川歯科大学卒業後、横浜・東京・埼玉での10年の歯科医院勤務を経て、2015年長野県飯田市に「歯科医院なかや」開業。午前は外来診療、午後は、訪問歯科診療にあたる。

質問

Q 口臭が気になります。どうすればいいでしょうか？

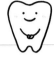

あるとき、妻に「あなた、口が臭いわよ」といわれ、それ以来、
口臭が気になって人と会話するのも気が引けるようになっています。

A ── 回答者 ── 大久保正彦 かみむら歯科矯正歯科クリニック勤務医

　口臭があるといわれると気になりますよね。口臭の原因
はいくつか考えられます。次に挙げる項目に当てはまるかどうか、
チェックしてみてください。

☐1日、1回しか歯を磨かない

☐進行したむし歯がある

☐歯石を1年以上、除去していない

☐歯ぐきから血や膿が出る

☐口の中がネバネバする

☐舌が白くなっている（舌苔／細菌が付着して白色や緑色の苔状のものが付
　着している状態）

☐口が渇くことが多い

☐歯に食べ物がはさまる

☐タバコを吸っている

　以上の中の項目に1つでも当てはまる人は、口臭の原因になってい
ると思われます。

　まずは、次のような口腔ケアを試してみましょう。少なくとも2週
間続ければ、口臭はなくなっているはずです。

①歯磨きの後は、必ずデンタルフロスで歯と歯の間の汚れを取る

　特に夜、寝る前に行うフロスは時間をかけて行いましょう。

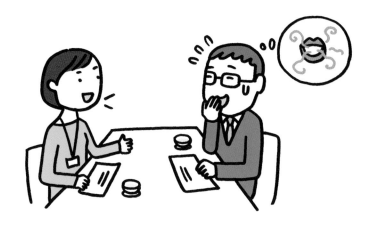

②日に１回程度、朝に舌苔の清掃を行う（舌苔の清掃の仕方については29
ページを参照）

　舌苔は夜寝ている間に厚くなりやすく、朝に行うのが効果的です。

　舌苔の清掃はやり過ぎは禁物です。舌の表面の細胞を傷つけてしま
うと、口臭が増してしまいます。

③マウスウォッシュ（洗口剤）を、寝る前と朝の1日2回行う

　ただし、**口臭予防のつもりで行っていたことが、かえって口臭をひど
くさせていることもありますので、注意してください。**

　たとえば、口臭予防としてお茶を飲む人がいますが、お茶に含まれて
いるカフェインは唾液の分泌を減らす作用があり、口の中が乾燥して
口臭を発生させてしまいます。また、唾液の分泌を増やそうと、ガムや
タブレットを噛む人もいますが、砂糖が入っているものは口腔内の細
菌を増殖させてしまい、逆効果です。

　刺激の強すぎるマウスウォッシュも、使った直後は口の中がすっき
りしますが、その後に口の中が乾燥してしまい、口臭がひどくなってし
まいます。

　また、むし歯や歯周病がある場合も口臭が起こります。歯科クリ
ニックできちんと治療をしてもらいましょう。

Q 口の中がよく乾くようになりました。年のせいでしょうか？

口の中が乾くのが気になり、出かけるときもペットボトルを持参しています。
改善する方法はあるでしょうか？

A ── 回答者 ── 大久保正彦　かみむら歯科矯正歯科クリニック勤務医

　　　口の中が乾くことをドライマウス（口腔乾燥）といいます。
ドライマウスは歯科医療で治療の対象になります。次のチェック表で、
ドライマウスかどうか、確認してみましょう。

□口の中が乾いてカラカラする

□口の中がネバネバして話しにくい

□乾いた食べ物を飲み込みにくい

□舌がひび割れる

□口の中が痛む

□夜中に起きて水を飲むことがある

□味がよくわからない

□口臭が気になる

□むし歯が増えた

□入れ歯を調整しても合わない

　これらの項目のうち、3つ以上当てはまるものがあれば、ドライマウスの可能性があります。

　通常、唾液は1日に1000〜1500ml分泌されるといわれていますが、**高齢になると唾液の分泌量が減り、20代の若者の約7分の1になるといわれています。**唾液は舌を動かしたり、ものを噛んだり、人と話したりするなど、口の機能を使うことによって唾液腺が刺激され、唾液が

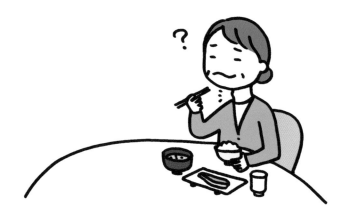

分泌されます。高齢になると、**舌や頬の筋肉が衰えたり、人と会って話をする機会が少なくなったりして、唾液の分泌が減ってしまうのです。**そのせいでドライマウスになることがあります。

　そのほか、糖尿病や腎臓病、シェーグレン症候群、薬（降圧剤・抗がん剤・向精神薬）の副作用によっても唾液の分泌量は減ります。

　ドライマウスになると、食べ物が飲み込みにくくなったり、舌や粘膜が痛んだり、味覚がわかりにくくなったりします。

　明らかにドライマウスという人でなくても、高齢になると口の中が乾燥しがちです。

　口の中の乾きが気になるという人は、口を潤す作用のある口腔ケア専用の保湿剤を使って、自分でケアすることもできます。

　使用方法はとても簡単。乾燥した口の中に、ジェルを塗り広げて汚れをふやかすだけ。よく伸びて塗りやすく、垂れにくいので、誤嚥の心配もほとんどありません。口の中の汚れもたまりにくくなります。

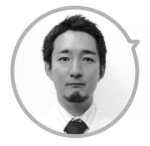

大久保正彦 　かみむら歯科矯正歯科クリニック勤務医

2012年日本歯科大学生命歯学部卒業。埼玉県越谷市の「かみむら歯科矯正歯科クリニック」勤務。所属学会は、口腔外科学会、摂食嚥下リハビリテーション学会、有病者歯科医療学会など。

Q 歯周病は、全身の病気とも関係があるのでしょうか？

私は糖尿病で毎日、インシュリンを打っていますが、糖尿病は歯周病になるリスクが高いと聞きました。本当でしょうか？

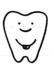

A

── 回答者 ── 伊藤 範明　i DENTAL CLINIC院長

　　　　歯周病は国民病ともいわれ、歯を支える歯周組織が細菌によって冒されていく病気です。健康な歯は、歯槽骨に支えられ、そのまわりは歯肉で覆われています。ところが、歯と歯肉（歯ぐき）の間に歯垢（細菌の塊）がたまると、さらに細菌が増殖し、歯肉が炎症を起こして赤く腫れたり、出血したりします。

　この時点で治療をすれば、歯肉の炎症を抑えることができますが、そのままにしていると、歯と歯肉の間に歯周ポケットができ、たまった歯垢が歯石（歯垢が石灰化した硬い塊）になって炎症を悪化させてしまいます。そうすると、歯槽骨が溶けていき、歯を支えられなくなって抜けてしまうのです。

　中高年の8割が歯周病に罹っているといわれ、45歳以上で歯を失う原因の第1位となっています。

　これまで歯周病は口の中だけの病気だと思われていましたが、最新の研究によると、糖尿病や虚血性心疾患、脳梗塞など、身体の病気とも関連があるといわれています。

　特に、糖尿病の場合、血糖値が高くなり、その状態が続くと白血球の機能が低下して炎症を進めてしまいます。その結果、歯の組織が冒され、歯周病が進行してしまうのです。

　糖尿病の人は、日々の歯磨きはもちろん、定期的に歯科クリニックに

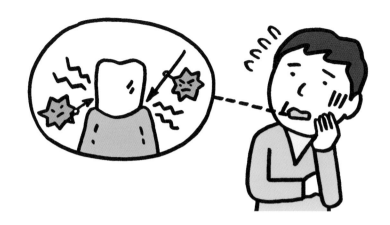

通院し、歯石などを除去してもらうようにしましょう。

　また、歯周病だけでなく、むし歯になりやすい人も口腔内の細菌が全身の血液を巡って各臓器に侵入し、そこで細菌が繁殖し、前述した糖尿病や虚血性心疾患、脳梗塞だけでなく、動脈硬化や心筋梗塞、誤嚥性肺炎、早産や流産などの原因になると指摘されています。

　むし歯や歯周病を放っておくと、重大な病気を引き起こすおそれがあるのです。くれぐれも口腔ケアを怠らず、定期的に歯科クリニックを受診して歯の状態をチェックしてもらうようにしましょう。

　特に、介護が必要な高齢者の場合は、どうしても歯の清掃がおろそかになりがちです。高齢になると、ドライマウスになるリスクが高まります。

　口の中が乾燥するのは唾液の分泌が減るからですが、唾液は食べかすを洗い流したり、細菌によって酸性になった口の中を中性に戻してくれる自浄作用があります。高齢者はこの自浄作用が衰え、口の中に汚れがつきやすくなります。

　そうなると、むし歯になりやすいだけでなく、歯周病にも冒されやすくなります。もともと病気を持っている場合には、その病気自体が口の中の状態を悪化させる可能性もあります。訪問歯科診療を受けるなどして、歯の健康を守るようにしましょう。

Q 残っている歯の本数と長生きには関係がありますか？

私の祖母は80歳を超えていますが、欠けている歯がほとんどありません。残っている歯が多いと長生きするのでしょうか？

A

—— 回答者 —— **伊藤 範明** i DENTAL CLINIC院長

　　近年、日本人の平均寿命と歯数は相関関係があることを示す論文が発表されています。実際、歯がなくなれば食べ物をうまく食べることができなくなり、その結果、栄養が足りなくなって病気になったり、筋肉が衰えて体力がなくなったりします。

　体力がなくなれば、気力もなくなり、寝たきりになることもあります。そうなれば、当然、長生きはできなくなります。そういう意味で、**残っている歯が多いほど長生きにつながるといえるでしょう。**

　こうしたことから、1989年（平成元年）より厚生省（当時）と日本歯科医師会が推進して「８０２０運動」がスタートしています。これは「80歳になっても20本以上、自分の歯を残そう」という運動です。

　人間の永久歯は28本ですが、30年以上も前に「いったい何本の歯が残っていれば、おいしく食事をすることができるのだろう？」という疑問から調査が行われたのです。これは、高齢者にイカやスルメといった噛みにくいものから柔らかくないものまでを実際に噛んでもらうというもの。その結果、20本の歯があれば、だいたいのものが噛めることがわかったのです。

　８０２０運動が始まる前の1987年（昭和62年）の歯科疾患実態調査では、80歳以上で20本の歯を有する人の割合はわずか7％、80歳1人平均の歯の本数は4本でした。それが2016年（平成28年）の歯科疾患実態

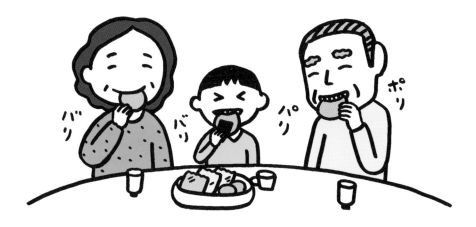

調査では、80歳で20本以上の歯を有する人の割合は51.2％にまで増加しているのです。それだけ８０２０運動が国民の間に浸透したということでしょう。

とはいえ、歯が20本に達しなくても悲観することはありません。**きちんと噛むことのできる義歯（入れ歯）などを入れて、口の中の状態を良好に保つことができれば、自分の歯が20本あるのと同じくらいの効果が得られます。**

義歯を含めた歯で食べ物をしっかり噛むことができれば、食事もおいしく食べられます。全身の栄養状態がよくなるだけでなく、ものを噛むことで脳が活性化され、認知症のリスクが軽減するという研究結果も報告されています。

高齢になっても食べたいものを食べ、健康寿命を延ばすためにも定期的に歯科クリニックに行き、口の中の健康を維持しましょう。

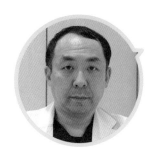

伊藤 範明 ｉDENTAL CLINIC院長

2002年朝日大学歯学部卒業、同大学院歯学研究科博士課程修了。2011年愛知県稲沢市にて「ｉDENTAL CLINIC」開業。所属学会は、日本歯科保存学会、日本抗加齢医学会など。

Q 正しい歯の磨き方がわかりません。教えてください。

歯医者さんに行ったら、「きちんと磨けていない」といわれてしまいました。
しっかりやっているつもりなのですが、どう磨けばいいのでしょうか?

A ── 回答者 ── 山本 鉄也 やまもと歯科医院院長

　口腔ケアの基本は「歯磨き」です。つまり、歯と歯ぐきのブラッシングですね。これがきちんとできていないと、むし歯になったり、歯周病になったりします。

　ここで、歯磨きの目的は何なのか、確認してみましょう。

①口の中にたまった小さな食べかすや歯垢（プラーク）をきれいに清掃し、微生物の繁殖を抑えて歯石がつかないようにする。これをプラークコントロールという

②歯肉を歯ブラシでマッサージすることで、血行をよくする

　たとえ歯が1本もなくても、口の中には細菌がたくさん棲みついています。歯肉をマッサージすることで口の中がきれいになります。

　毎日、歯磨きをしているのにむし歯になったり、歯周病になったりする人は、自分ではきちんと歯磨きしているつもりでも、きちんと磨けていないことになります。

　よくない磨き方として筆頭に挙げられるのが、歯ブラシを大きく横滑りさせてゴシゴシ磨くことです。自分では磨いたような気になりますが、実は歯や歯ぐきを痛めるだけで、汚れは取れていないのです。

　長年、このような磨き方をしている人は、歯の表面のエナメル質が摩耗して、歯がくさび状にすり減っています。そうすると、すり減ったところがむし歯になりやすくなります。歯を磨いているつもりが、か

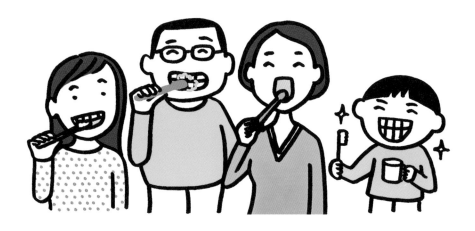

えってむし歯の原因を作っていることになるのです。

　上手に歯を磨くにはコツがあります。次のことに注意して磨くようにしましょう。

①自分の歯の汚れやすいところを見つける

　人によって汚れやすいところは異なります。たとえば、次のような部分になります。

・歯と歯の隙間
・歯と歯肉の間にできた歯周ポケット（歯と歯ぐきの境目）
・奥歯の奥、前歯の裏側、むし歯があるところ
・入れ歯のバネのかかった歯
・治療で金属を詰めたり、かぶせたりしたところ
・歯並びがでこぼこしているところ
・片側だけで噛むクセのある人は噛まない方の歯
・片マヒの人はマヒのある側の歯

②寝る前には念入りに歯磨きをする

　歯磨きは、食後と寝る前の計4回するのが理想です。食後の歯磨きがむずかしくても、夜寝る前の歯磨きはしっかり行いましょう。細菌が繁殖しやすいのは睡眠中です。就寝する前に口の中をきれいにすれば、それだけむし歯や歯周病になる可能性も減ることになります。

Q 舌が白いのですが、病気でしょうか?

歯磨きのとき、鏡を見たら、自分の舌が白くなっているのを発見しました。何かの病気の兆候ではないかと気になります。

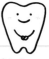

A — 回答者 — 山本 鉄也 やまもと歯科医院院長

　　舌の表面にうっすらと苔のように付着するものを「舌苔」（ぜったい）といいます。**舌苔が多少あっても問題はありませんが、厚くなってしまうと口臭などの原因になることもあります。**

　舌苔ができる原因として、次の3つがあります。

①口の中の汚れ

　食べかすや細菌、はがれ落ちた口腔内の粘膜などが舌についたもの。

②口の機能の低下

　舌の筋肉の衰えなどにより唾液の分泌が低下し、唾液の自浄作用が働かず、口の中の汚れが舌に残ったもの。

③内臓の機能低下

　胃腸の機能や代謝、免疫力の低下により舌苔ができたもの。

　また、健康状態によっても舌苔の付き方が変わります。

　たとえば、風邪を引いたり、疲れがたまっていると、舌全体に舌苔が大量に付くことがあります。舌の片側だけに厚く舌苔が付いている場合は、舌の片方の動きが低下している可能性があります。胃腸の働きが衰えていたり、ビタミンの欠乏などで免疫力が低下していると、舌苔がまだら模様（地図状舌）になることもあります。

　また、抗生物質を長期間服用していると舌苔が黒っぽくなったり、喫煙本数が多い人や慢性胃炎の人は、舌苔が黄色っぽく厚く付くことが

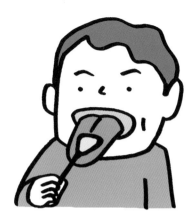

あります。

　舌苔が付く原因はさまざまです。思い当たることを改善することが先決ですが、舌苔が気になる人は、口腔ケアの一環として舌の清掃をするといいでしょう。

　舌の清掃には舌クリーナーを使います。いくつか種類がありますが、初心者の場合は、毛先の柔らかい舌ブラシがおすすめです。

　舌の清掃をする際には、粘膜を痛めないよう、舌クリーナーを水に濡らしてから行います。唾液の分泌が低下している人の場合は、保湿剤をつけて舌苔をふやかすと取り除きやすくなります。

　次に、舌を出して表面を軽くなでるように5回ほどブラッシングします。嘔吐反射がある場合は、舌にギュッと力を入れて行いましょう。

　舌の清掃は多くても1日に1回やれば十分ですが、朝起きてすぐにやるのがベストです。口の中の細菌は睡眠中に繁殖しやすく、朝起きたときが最も口の中が汚れているからです。

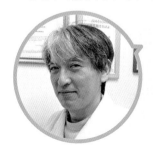

山本鉄也 やまもと歯科医院院長

福岡県立九州歯科大学卒業。1992年、富山県高岡市にて「やまもと歯科医院」開業。所属学会は、日本摂食嚥下リハビリテーション学会、日本口腔インプラント学会など。

Q 総入れ歯でも、口腔内ケアは必要でしょうか?

残った歯がむし歯になり、総入れ歯になってしまいました。
自分の歯ではないので、口の中の清掃はしなくてもいいのでしょうか?

A

— 回答者 — 上田倫生 上田歯科医院院長

　総入れ歯の人の中には**「入れ歯だから、口の中の清掃は必要ない」と思っている人がいます。しかし、それは大間違い。**清掃をしていない人の入れ歯を外してみると、悲惨な状況になっていることが多く見られます。入れ歯と接する部分の歯ぐきが真っ赤に腫れ、ひどくなると血がにじんでいたりするのです。

　こうした状態を「義歯性口内炎」といい、手入れの悪い入れ歯の下にたまった食べ物のカスに細菌が繁殖して起こります。この細菌の中にはカンジダ菌が多く含まれています。カンジダ菌は真菌（カビ）の一種で、このカビが入れ歯の下の粘膜に炎症を起こし、赤く腫れたり、出血したりする原因になるのです。

　総入れ歯の大部分は、歯ぐきに相当するピンク色の部分（床用レジン）でできていますが、この床用レジンには肉眼では見えない小さな穴がたくさん空いています。この穴にカンジダ菌が入り込むと、歯ブラシでは取り除くことができず、その結果、**歯ぐきに炎症を起こしてしまうのです。それだけに入れ歯の清掃は重要です。**

　入れ歯の清掃には、入れ歯専用のブラシを使います。入れ歯を落として破損したり、排水溝に流したりしないよう、洗面器などを下に置き、水を流しながら洗います。

　このとき、歯磨き剤は使わないこと。歯磨き剤には研磨剤が入って

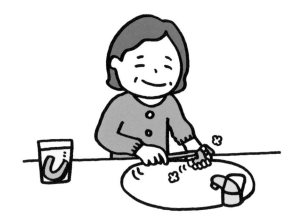

いるため、入れ歯に傷がついてしまいます。入れ歯の広くて柔らかい部分を洗うときは、スポンジやガーゼなどを使うといいでしょう。

　洗った後は、入れ歯洗浄剤を入れた容器で保管します。そうすれば、カンジダ菌などの細菌を除菌することができます。

　部分入れ歯の場合は、金具（クラスプ）と義歯の間に汚れが入り込みやすいので、義歯用ブラシを使ってしっかり掃除します。歯磨き剤を使う場合には、入れ歯専用の歯磨き剤を使いましょう。入れ歯を傷付けることがなく、カンジダ菌を除去する効果もあります。

　総入れ歯や部分入れ歯は、熱湯消毒をしたり、漂白剤につけたり、乾燥させたりしないでください。変色や変形の原因になります。

　また、**総入れ歯の人の中には、治療で作ってもらった入れ歯がぴったりせず、入れ歯安定剤を使う人もいますが、安易に使うのは禁物**。入れ歯に不具合があったら、入れ歯そのものを調整してもらいましょう。また、使っている間にあごの骨がやせて入れ歯が合わなくなることもあります。そのときは歯科クリニックに行って、入れ歯の噛み合わせとあごの位置の状態を診てもらいましょう。

　安定剤でごまかしながら使っていると、あごの骨がさらにやせてしまいます。安定剤を使うのは、病気などで通院できないときに一時的に使うものと認識しましょう。

Q インプラントのケアの仕方を 教えてください。

歯周病が悪化して前歯を抜くことになり、思い切ってインプラントにすることにしました。その後、特別な手入れが必要でしょうか?

A ── 回答者 ── 上田倫生 上田歯科医院院長

インプラントとは、あごの骨にチタン製のインプラント(人工歯根)を埋め込み、それを土台にセラミックなどの人工歯を固定するというものです。自分の歯と同じように噛めるため、第3の歯として広く認識されるようになっています。

インプラントがチタン製であるためか、「インプラントにすると歯周病にはならない」と思い込んでいる人がいますが、毎日の歯磨きを怠ると、自分の歯と同じように歯周病になるおそれがあります。

実は、インプラントは、歯ぐきと人工歯の隙間だけでなく、インプラントと人工歯の連結部分にも食べかすがたまりやすいのです。食べかすは歯周病菌のエサとなり、細菌が繁殖してしまいます。

歯周病菌が粘膜とインプラントの境目に侵入すると、粘膜が炎症を起こしてしまいます。これを「インプラント周囲炎」といいます。

インプラント周囲炎になると、インプラントを支える骨(歯槽骨)が溶けてしまい、歯周病と同じような状態になってしまいます。しかし、インプラント周囲炎の治療法は確立しておらず、もとに戻すことも、進行を止めることもできなくなります。

インプラント周囲炎が進行して炎症がひどくなると、インプラントを支える歯槽骨がどんどん溶け、最終的にはインプラントを抜くしか方法がなくなってしまいます。一度、骨と結合したインプラントを抜

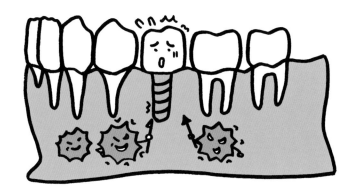

くのは、インプラントを埋めるときよりも手術が大変になります。

　インプラント周囲炎を防ぐためには、歯磨きなどの口腔ケアが大切です。通常の歯磨きのあとには、歯ぐきと人工歯の間を歯間ブラシやデンタルフロスでしっかり磨きましょう。口の中の汚れを減らすことが、インプラント周囲炎を予防することになります。

　ところで、いま、インプラントで問題になっているのが、高齢者が病気などで通院できなくなるケースが増えていることです。

　インプラントと人工歯はねじで止められているため、その部分を清掃するためには、歯科クリニックでの定期的なメンテナンスが必要になります。また、人工歯が欠けてしまい、インプラントの先端が噛み合うべき歯や歯ぐきにぶつかっている人もいます。そうなったら、人工歯を入れ直す必要があります。

　高齢になって通院がむずかしくなってきたら、歯科医に相談して適切な処置を講じるようにしましょう。

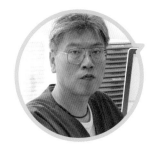

上田倫生 上田歯科医院院長

1985年日本歯科大学卒業。2004年長崎大学大学院修了。1988年長崎県南島原市にて「上田歯科医院」開業。2003年諫早市にも「パークサイドデンタルクリニック」を開業する。

PART

2

人生
100年時代……
元気で
長生きするために
知っておきたいこと

Q オーラルフレイルとは、どういう意味ですか？

歯医者さんでオーラルフレイルという言葉を耳にしました。
日本語に訳すと、どういう意味になるのでしょうか？

A

―― 回答者 ―― **中堀紀久子** 喜胡デンタルクリニック院長

　直訳すると、オーラルが「口腔」で、フレイルは「虚弱」という意味になります。つまり、**「口腔機能の虚弱」ということで、口の中にささいな衰えが見えてくる状態**をいいます。

　そもそも口腔機能にはどんな働きがあるのでしょうか？　次に挙げてみましょう。

①食べる――噛む、味を識別する、味わう、食べ物の中の危険物を発見する

②飲み込む――食べ物や飲み物を食道に送り込む

③息をする――呼吸をする、咳やくしゃみをする、あくびをする

④唾液の分泌――舌や口の動きをスムーズにする、食べ物の消化を助ける、口を清潔に保つ、細菌の増殖を防ぐ、口の粘膜を保護する

⑤コミュニケーション――会話をする、笑いや怒りの表情をつくる

　このように口腔機能には、単に食べ物を食べるだけでなく、さまざまな働きがあります。オーラルフレイルが進むと、日々の生活にも不都合が生じ、そのまま放っておくと身体の衰弱や認知機能の低下にもつながるといわれています。

　自分がオーラルフレイルかどうか、次のチェック項目で調べてみましょう。

①自分の歯が20本未満

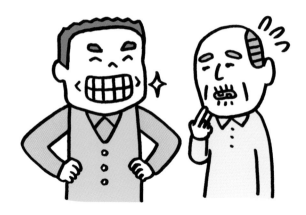

②滑舌の低下

③噛む力が弱い

④舌の力が弱い

⑤半年前と比べて硬いものが噛みにくくなった

⑥お茶や汁物でむせることがある

　この**6項目のうち3つ以上が当てはまると、オーラルフレイルと判定**されます。おそろしいことに、**オーラルフレイルによって死亡率が高くなることもわかっています。**

　オーラルフレイルと判定された人は、2年後には身体的な衰弱に陥りやすく、さらに4年後の要介護リスクや死亡リスクは2倍以上になるという調査研究があるのです。

　オーラルフレイルの大きな問題点は、口の機能が衰えることによって、きちんと食事ができなくなることです。口から食べ物が食べられなくなったら、栄養を摂ることができません。そうなれば全身に栄養が行き渡らなくなり、筋肉などの衰えにもつながります。

　要介護状態や寝たきりになる原因の多くは、脳梗塞などの脳血管疾患や心筋梗塞などの心疾患、骨折などですが、オーラルフレイルもまた要因のひとつだといわれています。以前は「老化は足腰から」といわれていましたが、実は「老化は口から」始まるといえるのです。

Q　オーラルフレイルの予防法を教えてください。

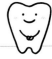

寝たきりを防ぐためにも「オーラルフレイルに気づくこと」が大事だと雑誌で読みましたが、どうすればいいのでしょうか?

A　—— 回答者 —— 中堀紀久子　喜胡デンタルクリニック院長

　近年、オーラルフレイルという概念は歯科医師の間でも認知されるようになってきましたが、もともとは高齢者と健康に関しての研究がきっかけです。

　その調査は、1992年から6年間にわたって秋田県南外村（現・大仙市南外地区）の65歳以上の高齢者748人を対象に行われたもので、病歴、入院歴、歯の本数、入れ歯の状態、咀嚼能力などについて健康状態を調べました。その結果、約100人が寝たきり、あるいは準寝たきりになったのです。

　寝たきりになった人とそうでない人を比べたところ、寝たきりになった人は「男性であること」「普通に歩いたときの速度が1秒間に1メートル歩けないほど遅いこと」「咀嚼能力が低いこと」の3つの要因に集約されました。つまり、前者2つに加え、**口の中の衰えが身体の衰弱につながるということがわかった**のです。※

　その後、東京大学の飯島勝矢教授が行った大規模健康調査でも、それが裏付けられることになりました。

　オーラルフレイルは、次のようなサイクルで進行することがわかっています。

①プレフレイル期：口腔ケアへの関心が低下し、歯周病やむし歯になり、歯を失ってしまう

※東京都老人総合研究所（現・東京都健康長寿医療センター研究所）調査

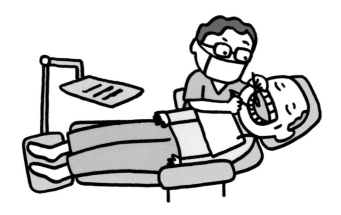

②オーラルフレイル期：口腔機能が低下し、会話や食事に不具合が生じ、食欲も低下する

③サルコ・ロコモ期：咬合力や舌の筋力、食べる量の低下により、低栄養になる

④フレイル期：咀嚼ができなくなり、嚥下障害となり、要介護状態になってしまう

　寝たきりにならないためには、プレフレイル期で歯周病やむし歯にならないように気をつけることが先決です。日々の歯磨きを徹底することはもちろん、定期的に歯科クリニックでメンテナンスを受け、歯垢や歯石を取ってもらうようにしましょう。

　オーラルフレイル期になると、むせや滑舌の悪さ、飲み込みにくさなどの症状が現れますが、その前段階として口の中の乾燥が見られることがあります。そういう症状が現れたら、唾液腺マッサージで唾液の分泌を促したり、口腔保湿剤を使うなどしましょう。

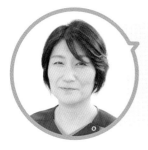

中堀紀久子　喜胡デンタルクリニック院長

2017年愛知県一宮市にて開業。訪問歯科専門クリニックでの勤務医時代に、家族の介護と往診という2つの側面を勉強する。以来、患者はもちろん介護側の負担軽減にも努めている。

質 問

Q フレイルとサルコペニアは 何が違うのでしょうか？

フレイルについての記事を読んでいたら、サルコペニアという言葉が
出てきました。フレイルと、どう違うのでしょうか？

A

—— 回答者 —— 井山禎之 にき歯科医院院長

　　　　フレイルという言葉は直訳すると「虚弱」のことで、加齢
によって筋力や認知機能が衰え、社会とのつながりが希薄になり、心身
の活力が低下した状態をいいます。健康な状態から要介護状態に移行
する中間の時期といわれ、フレイルが進むと、寝たきりになるリスクが
高まります。要介護状態になると、その前の段階に戻るのはむずかし
く、そうなる前の予防がとても大事になります。

　このフレイルと密接な関係にあるのがサルコペニアで、加齢や病気
などで筋肉量が減少し、全身の筋力が低下した状態をいいます。サル
コペニアの語源はギリシャ語にあり、「サルコ」は「筋肉」、「ペニア」
は「喪失」という意味になります。

　**サルコペニアとフレイルの違いは、前者が筋肉量や筋力、身体機能の
低下を表すのに対して、後者は身体の機能低下だけでなく、認知機能の
低下や日常生活での活動量の低下、疲労の度合いなど、幅広い要素が含
まれていることです。**

　サルコペニアになると、筋肉量が減少するため、基礎代謝やエネル
ギー消費量が低下し、活動量が減って食欲がなくなります。その結果、
栄養不足となり、身体が衰弱し、フレイルに移行してしまうのです。

　フレイルが気になるなら、まず、自分がサルコペニアかどうかを
チェックしてみましょう。診断には次の3つが指標になります。

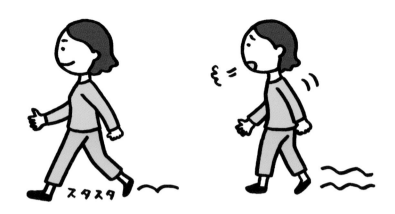

①両手足の筋肉量（上腕周囲長21cm以下もしくは下腿周囲長28cm以下）＝筋肉量の減少

②握力（男性＝30kg以下、女性＝20kg以下）＝筋力の低下

③歩行速度（0.8m／秒以下）＝身体機能の低下

　もし、①の手足の筋肉量の低下があり、それに加えて②の握力、③の歩行速度のどちらかに低下が見られる場合、サルコペニアと診断されます。

　サルコペニアを発症すると転倒しやすくなり、骨折の危険性も出てきます。高齢でなくても、活動量の少ない人や過度のダイエットをしている人はサルコペニア予備軍といえます。

　一方、フレイルは筋肉量の低下に加えて、記憶や思考、理解力、計算、学習、言語、判断力などの能力の低下も見られます。さらに、むせや食べこぼし、滑舌の低下など、口腔内の不具合も出てきます。

　口の中の衰えを意味するオーラルフレイルは、フレイルの入り口に当たるともいえるものです。咀嚼力がなくなったり、飲み込みが悪くなると、栄養不足になり、筋肉量も減ってしまいます。

　そうなると、サルコペニアになり、身体全体が衰弱するフレイルに移行してしまいます。サルコペニアやフレイルにならないためにも、まずはオーラルフレイルの予防に目を向けてみましょう。

Q サルコペニアを簡単に知る方法はありますか？

最近、やせてきて足も細くなってきました。サルコペニアではないかと心配ですが、チェックする方法はありますか？

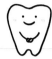

A

──回答者── 井山禎之　にき歯科医院院長

　　　　世の中にはダイエット情報が氾濫し、年を取ってもやせようと努力する女性が多くいます。しかし、ダイエットで筋肉までやせてしまうのは〈百害あって一利なし〉です。

　特に高齢になってから筋肉が落ちてしまうと、フレイルになってしまう危険性が高くなってしまいます。東京大学の飯島勝矢教授が2014年度から行っている「柏スタディ」という大規模調査では、千葉県柏市在住の65歳以上の自立した高齢者約2,000人を対象に「指輪っかテスト」でサルコペニアの可能性があるかどうかをチェックしています。

　指輪っかテストというのは、誰にでもできる、とても簡単なものです。次のような要領で、やってみてください。

①両手の親指と人差し指で輪っかをつくる

②利き足でない方のふくらはぎの、最も太い部分を力を入れずに軽く囲む

「ふくらはぎを囲めなかった人」「ちょうど囲める人」は、筋肉がついている証拠。サルコペニアの心配はありません。

　それに対して、**「ふくらはぎと両手の輪っかの間に隙間ができる」という人は要注意。筋肉量が少なくなっている状態を示しています。サルコペニアか、その予備軍である可能性が高いということです。**

　ふくらはぎの筋肉量が足りていないと、転倒しやすくなり、骨折のリ

① 両手の親指と人差し指で輪っかをつくる

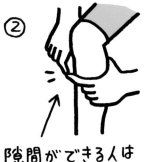

② 隙間ができる人は要注意!

スクも高くなります。そうなると、**要介護状態や寝たきりになる可能性も高くなってしまいます。**

　若い女性の中には、足がすらっと細くてかっこいいと思っている人もいますが、年を取ってもそのままの筋肉量だとサルコペニアになる危険性が高まります。決して高齢者だけの問題ではないのです。

　日本は世界でも有数な長寿国ですが、平均寿命と健康寿命との差を見ると、2016年で男性8.84年、女性12.35年というものでした。健康寿命というのは「健康上の問題がなく、日常生活を送ることができる期間」のことをいいます。つまり、男性で8.84年、女性で12.35年、要介護状態あるいは寝たきりの状態だということになります。

　いくら平均寿命が延びても、元気に日常生活を送ることができないのでは、本人にとっても不本意なことではないでしょうか。そうならないためにも、いまから予防することが大切だといえるでしょう。

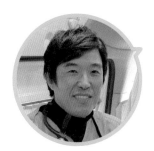

井山禎之 にき歯科医院院長

2001年広島大学卒業、第2口腔外科出身。同年より広島県江田島市の「にき歯科医院」勤務。所属学会は、日本訪問歯科医学会、日本口腔インプラント学会、日本口腔外科学会など。

Q オーラルフレイルを予防する食事はありますか？

最近、噛みにくい食品が増えてきたと感じます。オーラルフレイルの予備軍かと心配ですが、食事で気をつけることはありますか？

A

—— 回答者 —— **遠 藤 奈 穂** えんどう歯科・矯正歯科クリニック副院長

オーラルフレイルの兆候は、「滑舌の低下」「食べこぼしやわずかなむせ」「噛めない食品の増加」から始まります。それぞれの症状はたいしたことがないと見過ごしがちですが、進行すると全身の筋力が衰えるフレイルになってしまいます。

まずは歯科クリニックに行って口の中の状態を調べてもらいましょう。むし歯や歯周病がある場合は、きちんと治療してもらいます。歯がしっかりしていないと、ものがうまく噛めませんからね。

オーラルフレイルを予防する食事としては、**柔らかいものばかり食べず、また肉や魚などのタンパク質を意識して摂るようにしましょう。**

唇や頬、歯、舌に至るまで、口の動きに関わっているのは筋肉です。口の中や周辺の筋肉量が低下すれば、当然、咀嚼したり、飲み込んだりするのに支障が出てきます。

筋肉をつくる栄養素はタンパク質です。

タンパク質といっても、豆腐や納豆などの植物性のものから、魚や肉などの動物性のものまで幅広くあります。

食べるのなら肉のタンパク質がおすすめです。肉のタンパク質は良質で、筋肉をつくりやすいからです。その上で、魚や卵、豆腐、野菜などもバランスよく食べるようにしましょう。そうすれば、ビタミンやミネラルなど、タンパク質以外の栄養素も摂りやすくなります。

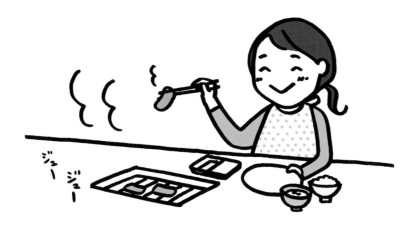

　肉のタンパク質がおすすめなのは、アミノ酸スコアが高いからです。私たちの身体に必要なタンパク質は、体内で合成できない9種類の必須アミノ酸と、合成可能な非必須アミノ酸からできています。

　その質のよしあしを評価するのがアミノ酸スコアで、牛肉、豚肉、鶏肉はアミノ酸スコアが満点の100なのです。そのほか、卵や牛乳、魚介類、大豆なども100に近い数値となっています。

　逆に数値が低いのが、精白米や小麦粉、ジャガイモやホウレンソウなどの穀類や野菜類です。

　ご飯と野菜だけを食べているとアミノ酸スコアが低くて、筋肉量を上げることはできません。

　食欲がないからといって、ご飯に漬け物だけでは、筋肉量が落ちてしまうのです。

　必須アミノ酸の中にはロイシンというアミノ酸がありますが、ロイシンには筋肉を強化する作用があるといわれ、肉類、牛乳や乳製品などに多く含まれています。高齢になると肉類を避ける人もいますが、むしろ肉類を食べた方が筋肉量を増やすことになり、口腔機能の向上のためにも必要不可欠な食品といえるのです。

　良質なタンパク質を摂って筋肉量を増やせば、サルコペニアになる危険性も少なくなり、フレイル予防にもなるというわけです。

Q 「孤食」という言葉には どんな意味がありますか?

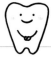

1人で食事を取る「孤食」はフレイルになるリスクが高まると聞きましたが、それはどういう理由によるのでしょうか?

A

── 回答者 ── 遠藤奈穂　えんどう歯科・矯正歯科クリニック副院長

　食事を1人で食べることを「孤食」といい、そういう人が増えていると聞きます。家族や友人と食べても、1人で食べても、食事の栄養価に違いはありません。どうして「孤食」がフレイルと関係があるのか不思議に思われるでしょう。実は、東京大学の飯島勝矢教授が行っている「柏スタディ」という調査で、1人で食事をする「孤食」の人と、家族や友人などと食事をする「共食」の人とでは、どちらがフレイルになりやすいか、調べた結果があります。

　調査は、次の4つのグループに分けて行われました。

①家族と住んでいる高齢者（夫婦または子ども夫婦）

②1人暮らしの高齢者

③家族と住んでいるが、食事は1人でしている高齢者

④1人暮らしだが、時々、家族や友人と食事をしている高齢者

　この調査対象の中には、**家族と同居しているのに、1日3食とも1人で食べている孤食の人が5%ほどいたのですが、その人たちは栄養状態、口腔機能、身体機能、精神面のすべてにおいて、ほかのグループの人たちより劣るという結果になりました。**

　①の家族と同居していて共食の人を基準にした場合、④の「1人暮らしでも共食の人」は、うつ傾向が0.78倍、低栄養になる確率は0.88倍と意外とリスクが低かったのです。

1人暮らしかどうかより、孤食かどうかが重要

		共食		孤食	
		①同居者あり	②1人暮らし	③同居者あり	④1人暮らし
精神	うつ傾向	―	0.78倍	4.1倍	1.5倍
食・栄養	低食品多様性	―	1.4倍	1.8倍	1.6倍
	低栄養	―	0.88倍	1.6倍	1.5倍
口腔	低グミ咀嚼	―	1.3倍	1.7倍	1.2倍
	低残存歯数	―	1.6倍	1.6倍	0.99倍
身体	低最大歩行速度	―	1.1倍	1.6倍	1.0倍

出典:東京大学高齢社会総合研究機構(ジェントロジー:総合老年学)教授　飯島勝矢
『柏スタディ』からのエビデンス〜特に「栄養」の視点から〜

　それに対して、②の「1人暮らしで孤食の人」は、うつ傾向、低栄養ともにリスクが1.5倍と高くなっていました。

　しかし、それ以上に高かったのが、③の「家族と住んでいるのに孤食の人」で、うつ傾向が4.1倍、低栄養は1.6倍でした。

　この結果、**もっともフレイルになるリスクの高いグループは「家族と住んでいるのに孤食の人」**だったのです。「1人暮らしで孤食の人」よりリスクが高いというのは意外な結果でした。

　つまり、「1人暮らし」か「家族と同居の人」かの違いより、孤食か共食かの違いの方が、フレイルになりやすいかどうかに影響があるということです。

　確かに、**誰かと一緒に食事をすれば、会話もはずみ、食欲を増すことになります。**結果的に、バランスの取れた食事をすることになり、フレイルから遠ざかる要因になるのでしょう。

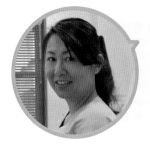

遠藤奈穂 えんどう歯科・矯正歯科クリニック副院長

1997年朝日大学歯学部卒業後、岐阜県関市にある同院に勤務。所属学会は、日本顎咬合学会、日本口腔インプラント学会、日本臨床歯周病学会など。えんどうデンタルサロン院長。

Q 口腔機能低下症とは何ですか？

歯科クリニックに行ったとき、口腔機能低下症という聞き慣れない
病名を聞きました。新しい病気のことでしょうか？

A ── 回答者 ── 藤田 浩一 ふじた歯科院長

　　むせや滑舌の低下など、ささいな口の衰えをオーラルフレイルと呼びますが、その状態が進行すると「口腔機能低下症」という病名がつきます。

　これまでオーラルフレイルという概念はありましたが、口腔機能の低下を診断し、治療するための適切な病名がありませんでした。そこで、日本老齢歯科医学会が2013年から**「高齢者の口腔機能低下を病名にできないだろうか」**と議論を重ね、**2016年11月に「口腔機能低下症」の疾患概念と診断基準をまとめて公表、2018年4月に病名として認められるようになった**のです。

　オーラルフレイルと口腔機能低下症の違いは何でしょうか？

　オーラルフレイルが、口腔ケアの意識の低下から口のささいなトラブル、むせや滑舌などの口腔機能の低下を経て、嚥下機能に問題が生じるまでのすべての状態を表しているのに対して、口腔機能低下症はオーラルフレイルの概念の中の一要因と位置づけられています。

　いままでは適切な病名がなく、口の中の衰えに関しては治療の対象となりませんでしたが、現在では保険対象の疾患として認められ、歯科クリニックで検査や診断、治療ができるようになりました。とはいえ、口腔機能低下症という病名が広く知られているとはいいがたく、口の中の衰えが治療の対象になると思われていないのが現状です。

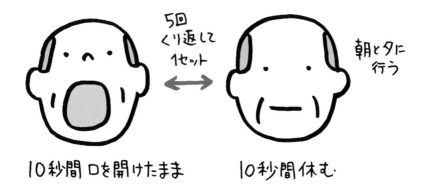

5回
くり返して
1セット

朝と夕に
行う

10秒間 口を開けたまま　　　10秒間休む

　口腔機能障害（嚥下や咀嚼がうまくできない状態）になる前の段階で、口腔機能の低下に気づき、治療を行うことは、栄養状態の改善や維持につながり、ひいてはフレイルの予防につながります。

　むせることが多くなったり、家族から滑舌が悪くなったと指摘を受けるようになったら、歯科クリニックを受診して口の中の状態を診察してもらいましょう。

　口腔機能低下症は、むし歯や歯周病とは違い、歯科医による物理的な治療を行うというよりは、自分自身で口腔ケアを行うことが重要になります。日頃の歯磨きを励行することはもちろん、飲み込みが悪くなった場合には、嚥下機能を改善する訓練を行ったり、滑舌をよくする訓練、口と舌の体操などを行います。

　嚥下機能改善には開口訓練がおすすめです。これは口を最大限に大きく開けて10秒間そのままにした後、10秒間休みます。それを5回で1セット、朝と夕方の2回やります。

　また、滑舌の改善には本や新聞などを音読したり、カラオケで楽しく歌うことも口の筋力を鍛えるのに効果があります。

　食事に関しても、噛む力が弱くなると、柔らかいものばかり食べるようになってしまいます。噛みごたえのある野菜や海草類、魚介類、肉類、種実類などを意識して摂るようにしましょう。

Q 口腔機能低下症の検査はどんなものですか?

最近、よくむせるようになりました。家族には滑舌が悪くなったともいわれます。口腔機能低下症ではないかと気になります。

A

―― 回答者 ―― 藤田 浩一 ふじた歯科院長

　　食事でむせるようになったり、滑舌が悪くなったり、噛めない食品が増えてきたりしたら、それはオーラルフレイルの始まりです。それが進むと口腔機能低下症になります。

　まず、口腔機能低下症の症状にはどんなものがあるのか、チェックしてみましょう。

①口の中が汚れる（口腔不潔）

②口の中が乾く（口腔乾燥）

③食べ物が口に残るようになる（咬合力低下）

④滑舌が悪くなった、食べこぼしをする（舌口唇運動低下）

⑤薬を飲みにくくなった（低舌圧）

⑥硬いものが食べにくくなった（咀嚼機能低下）

⑦食事のときにむせるようになった（嚥下機能低下）

　こうした症状のうち**3項目以上に該当すると、口腔機能低下症と診断されます。そのまま放置しておくと、噛んだり飲み込むのに支障が出る口腔機能障害になってしまいます。**口腔機能障害になると、その前の段階に戻すのは大変なので、そうなる前の治療が肝心です。

　歯科クリニックではどのような検査を行うのか見てみましょう。

①口内不潔の検査：舌苔の付着の程度を評価する

②口腔乾燥の検査：口の中の粘膜の湿潤度を計測したり、唾液の量を

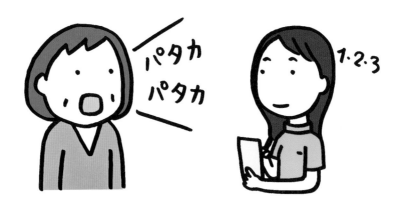

　計測する

③咬合力の検査：感圧フィルムを用いて咬合力を計測したり、残存歯
　数を調べる

④舌口唇運動低下の検査：パ・タ・カを発音してもらい、発音回数を
　計測する

⑤低舌圧の検査：舌圧計測器を使って最大舌圧を計測する

⑥咀嚼機能低下の検査：グミゼリーを咀嚼してもらい、粉砕度などを
　計測する

⑦嚥下機能低下の検査：質問票の記入などにより評価する

　以上の検査の結果、口腔機能低下症と診断されると、歯科医師が口腔
機能改善のための管理計画書を作成し、自宅での口腔ケア、口腔体操、
唾液腺マッサージ、口腔保湿剤の使用、咀嚼筋訓練、口唇や舌の機能改
善の訓練を行います。これらを実行することで、口腔機能低下症から
の回復を目指します。

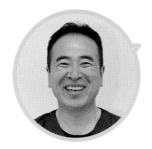

藤田 浩一 <small>ふじた歯科院長</small>

長崎大学歯学部卒業。1989年、長崎県諫早市にて「ふじた
歯科」開業。所属学会は、日本抗加齢医学会、日本口腔イン
プラント学会、日本歯周病学会、日本顎咬合学会など。

PART

3

食べる力・
話す力・
笑顔になる力を
取り戻す
トレーニング

Q 老化は口から始まると聞きました。予防法はありますか?

60歳を過ぎて白髪も増え、身体の老いが気になります。
「老化は口から始まる」とも聞いたのですが、どうすればいいでしょうか?

A ── 回答者 ── 江川　光　みなもと歯科院長

　　昔は「お年寄りは腰が曲がって杖をついて歩く」というイメージがありましたが、最近の高齢者にこうした人は見かけなくなってきました。以前と比べて栄養状態もよくなり、趣味やサークルなどを楽しみ、人生が豊かになったからといえるでしょう。

　自然の老いは誰にでも訪れるものですが、口のささいな衰えを意味するオーラルフレイルに気をつければ、老化を遅らせることができます。オーラルフレイルとは、むせや食べこぼし、口臭、滑舌の悪さなど、ちょっとした口のトラブルのことをいいます。

　こうした口腔機能の低下を見過ごしていると、柔らかなものばかり食べて栄養バランスを崩したり、気力がなくなって活動量が低下したりします。その結果、自宅にこもりがちになり、運動不足で筋力も落ちてしまいます。すると、ますます外出したくなくなり、放っておくと要介護状態や寝たきりに直行してしまいます。

　健康に関心がなく、人と話すことが苦手な男性や、1人暮らしで「孤食」の多い人はオーラルフレイルのリスクが高くなるといわれています。

　まずは、自分の歯が何本残っているかチェックしてみましょう。「8020運動」は、80歳で20本の歯を残すことを目標にしていますが（24ページ参照）、これは残歯数が20本あれば、たくあんやスルメなどの食べにくい食品でも十分に噛めることを意味しています。

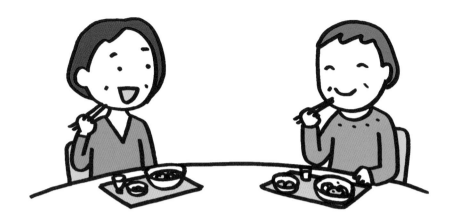

　ただし、歯が20本残っていても、噛み合わせが悪いとうまく咀嚼できません。反対に、歯があまり残っていなくても、きちんと咀嚼できる人もいます。「どうもうまく噛めないなあ」という人は、歯科クリニックを受診し、口の中の状態を診てもらいましょう。

　いま残っている歯をなくさないためにも、むし歯や歯周病に注意することが重要です。毎日、歯磨きすることが大切ですが、歯垢が残っていると歯石になり、自分で取り除くことはできません。定期的に歯科クリニックでメンテナンスすることが大切です。

　また、柔らかいものばかり食べていると、口の筋肉が低下してしまいます。**ステーキやみりん干し、人参や大根などの根菜類、ピーナッツなどの種実類などを食べるようにしましょう。**自然と口の中の筋肉が鍛えられます。

　人と会話することも口の衰えの予防につながります。口を動かすことで筋肉が鍛えられるからです。1人暮らしで孤食になりがちな人も、意識して友人などと一緒に食事をするようにしましょう。楽しく食べることで、食欲も増し、栄養的にもプラスになります。

　「年を取ったから」と趣味のサークルや習い事をやめる人がいますが、かえってフレイルのリスクを上げるだけです。むしろ**積極的に外出して社会とのつながりを持つことが若さを保つ秘訣**といえます。

Q 水を飲むとき、むせてしまいます。予防法を教えてください。

50代ですが、ペットボトルのお茶を飲んだときなど、急にむせたりします。
激しく咳き込むこともあり、苦しくてしかたがありません。

A —— 回答者 —— 江川 光 みなもと歯科院長

　　ご飯やおかずを食べる分には何の問題もないのに、お茶や飲み物、汁物を飲むときにかぎってむせてしまうという人がいます。これは、水を飲むときに声門をしっかりと閉じることができずに、気道に水が流れてしまうために起こります。

　ゆっくり飲めば、むせることも少なくなりますが、いつも意識しているわけにはいきません。友人や家族との外食や喫茶店などでお茶を飲んだときに、突然、むせて咳き込んでしまうと、まわりの人もびっくりしてしまいます。

　このような人には**「息こらえ嚥下」をおすすめします。**

　やり方はとても簡単なので、継続してやってみましょう。次の要領で行います。

①水を口に含む

②鼻から大きく息を吸う

③このとき、しっかりと息を止める

④その後、水を飲み込み、勢いよく口から息を吐き出す

　こうすることで、声門がしっかりと閉じられるようになり、お茶や水を飲んだときにむせることも少なくなります。

　また、**飲み込みの訓練として呼吸の体操もあります**。嚥下をするときには、一瞬、呼吸を止めなければいけませんが、それができないと食

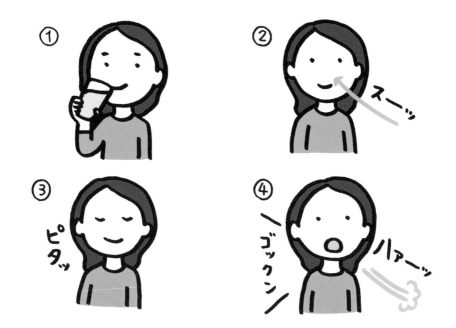

べ物が気管に入って誤嚥してしまうのです。

　まず、腹式呼吸を基本にして深呼吸をします。

①鼻からゆっくりと息を吸って、口から吐き出す

②次に鼻から息を吸ったら3秒間息を止め、ゆっくりと口から吐き出す

③最後に、もう一度、鼻から息を吸い、3秒間息を止め、一気に勢いよく吐き出す

　①から③までを3回繰り返しましょう。

　こうした嚥下訓練を行えば、むせることも少なくなります。

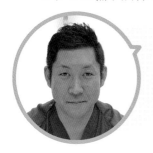

江川 光 みなもと歯科院長

奥羽大学歯学部歯学科卒業。2019年京都市西京区にて
「みなもと歯科」開業。

Q オーラルフレイルをチェックする方法はありますか?

食事中にたまにむせることがあり、オーラルフレイル予備軍ではないかと気になります。自分でもチェックできますか?

A ── 回答者 ── 高村惣裕 諏訪の森まさむねデンタルクリニック理事長

水を飲んだり、ものを食べたりしたときに、むせるのは、飲み込むときの筋力が落ちているせいかもしれません。そうした状態をオーラルフレイルといいますが、オーラルフレイルかどうかを知る方法の1つに「パタカ」テストがあります。

専門用語では「オーラル・ディアドコキネシス」といい、滑舌の状態をチェックするもので、**口腔機能の中でも唇と舌の動きのなめらかさ、速度を測ることでオーラルフレイルかどうかを調べます。**

次の要領でやってみましょう。

①紙とペンを用意する

②「パ」「タ」「カ」とそれぞれ1回発音する度にペンで紙に点を打つ。これを5秒間行う。息継ぎをしてもいいので、できるだけ早く、はっきりと発音する

③点の数を数えて5で割る。これが1秒当たりに発音できた回数になる

結果はどうだったでしょうか?

1秒当たり6回以上、発音できていれば、オーラルフレイルの心配はありません。6回未満の人は口の周りの筋肉が衰えている可能性があります。

それぞれの発音には意味があるので、紹介します。

「パ」は、唇の動きが早く、巧みに動くかどうかを調べるもので、しっ

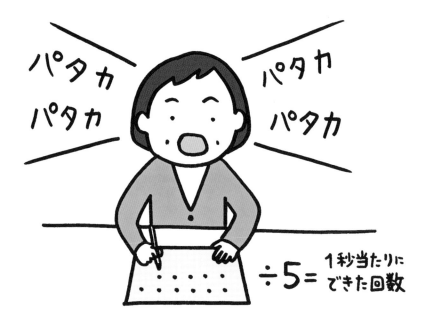

かりと噛んで食べるためには欠かせないものです。

「タ」は、咀嚼したものを飲み込むときに使われる舌の先端部が、きちんと動いているかどうかをチェックするものです。上手に飲み込むためには、舌の先端部がよく動き、上あごにしっかりついていることが重要になります。この発音がうまくできないと、滑舌も悪くなっています。

「カ」は、咀嚼したものをのどの奥に送り込むときに、舌の根元の部分がうまく動くかどうかをチェックするものです。この部分の動きが滑らかでないと、食べ物を食道に送ることができなくなります。

　残念ながら、6回未満だったという人は、オーラルフレイルが悪化しないようトレーニングをしましょう。そうすれば、唇と舌の筋肉を鍛えることができます。

Q むせを防ぐ「パタカラ体操」を教えてください。

知り合いに、オーラルフレイルの予防や改善には「パタカラ体操」が効果的だと聞きました。どんな方法でしょうか?

A

—— 回答者 —— 高村惣裕　諏訪の森まさむねデンタルクリニック理事長

　焦って食事をしたわけでもないのに、むせることがあります。ひどいときは激しく咳き込み、長く続くこともあります。これがオーラルフレイルの始まりです。

　むせは誤嚥しないための身体の反射ですが、「まちがって気管に入ったかな?」と気になることもあるでしょう。高齢者が誤嚥してしまうと、免疫力が低下しているため、誤嚥性肺炎になる危険性もあります。

　そうならないための予防として「パタカラ体操」を取り入れてみましょう。やり方は簡単です。

　まず、「パ」「タ」「カ」「ラ」の4つの音を、破裂させるように、はっきりと発音します。

「パ」を発音するときは、まず唇をしっかり閉じてから音を出します。 この発音ができれば、唇を閉じる筋力が十分についていることになり、食べこぼしをしなくなります。

「タ」を発音するときは、舌の前方を上あごにぴったりとつけます。 この舌の動きは、食べ物を押しつぶしたり、飲み込んだりするときに必要なものです。

「カ」を発音するときは、のどに力を入れて、のどを絞めるように発します。 ののどの動きができるようになれば、食べ物をスムーズに飲

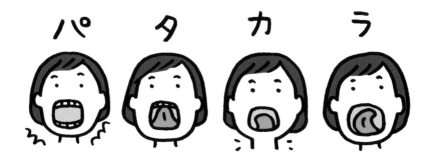

み込むことができるようになります。

「ラ」を発音するときは、舌を丸めて舌先を前歯の裏につけ、勢いよく声に出します。この舌の動きができないと、食べたものを口の中に運び、まとめて食塊をつくることができなくなります。

　この**「パタカラ体操」のコツは、できるだけ大きな声で、はっきりと発音すること。「パパパ、タタタ、カカカ、ラララ」「パタカラ、パタカラ、パタカラ」と続けて発音し、それぞれ5回を目安に行いましょう。**

　このほか、早口言葉を口ずさむのも効果があります。「生麦、生米、生卵」「隣の客はよく柿食う客だ」「赤巻紙、青巻紙、黄巻紙」など、子どもの頃に覚えた早口言葉に挑戦してみましょう。これは滑舌をよくする訓練にもなります。

　また、新聞や雑誌、好きな詩や小説のフレーズを朗読したり、好きな歌を大きな声で歌うのも効果的。友人とカラオケに行けば、気晴らしになるだけでなく、オーラルフレイルの予防にもなります。

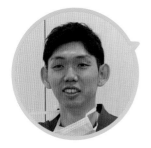

高村惣裕 諏訪の森まさむねデンタルクリニック理事長

日本歯科大学卒業。2014年大阪府堺市にて「諏訪の森まさむねデンタルクリニック」開業。所属学会は、在宅医療学会、摂食機能評価研修会、日本訪問歯科協会、堺在宅NST勉強会など。

Q 唾液の分泌をよくする方法を教えてください。

以前に比べて唾液の出が悪くなったように思います。いつも口が渇いている感じがあり、外出時もペットボトルを持参しています。

A ── 回答者 ── 藤田敬一郎 タカシ歯科クリニック副院長

　　　加齢により口の筋力が低下すると、唾液腺を分泌する唾液腺が萎縮し、唾液の量が少なくなってきます。そのため、いつも口の中が乾燥している状態になってしまうのです。

　こうした状態は、糖尿病などの病気によっても起こり、ストレスがたまっているときも唾液の分泌が減ります。口呼吸をするクセがある人は口の中が乾燥し、ドライマウスの状態になりやすいです。

　また、抗うつ薬や鎮痛薬、降圧薬、パーキンソン病の治療薬など、薬の副作用が原因で唾液の分泌が減ってしまうこともあります。

　唾液は口の中の乾燥を防ぐだけでなく、食べたものを食塊にする働きもありますが、口腔内の環境を良好に保つという役割もあります。

　いちばん大切なのは口を常にきれいに保ち、合わない入れ歯や治療が必要な歯を放置しないことです。何でもよく噛めば自然と唾液が出てきます。高齢者は意外と噛めない状態の方が多いようです。

　そのほか、唾液には次のような働きがあります。

①抗菌作用：ラクトフェリンやリゾチームなどの抗菌物質が含まれ、細菌の感染を防ぐ

②歯の再石灰化作用：食べ物に含まれる酸などによって溶けた歯の表面を修復する

③自浄作用：口の中の細菌や食べかすを洗い流し、口臭を減らす

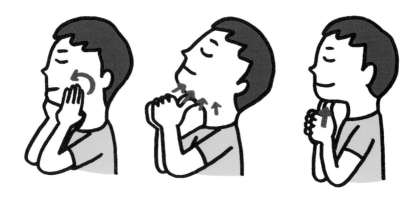

④消化作用：唾液の中のアミラーゼが食べ物の消化吸収を促す

⑤潤滑作用：口の中を潤して話したり、食べたりするのを助ける。また、入れ歯の痛みを出にくくする

⑥味覚作用：食べ物の成分を溶かし出し、味を感じやすくする

⑦緩衝作用：食事などで酸性に傾き、歯が溶けやすくなった口の環境を中性に戻す

唾液の分泌が減少すると、こうした働きが弱くなってしまいます。

そんな時は**唾液の分泌をよくするマッサージをやってみましょう。**

①耳下腺のマッサージ：耳たぶのやや前方、上の奥歯のあたりに人差し指を当て、指をそろえて指全体でやさしく5〜10回押す

②顎下腺のマッサージ：あごの骨の内側の柔らかい部分に指をそろえて当て、耳の後ろからあごの下まで5〜10回やさしく押す

③舌下腺のマッサージ：あごの先のとがった部分の内側を、舌を押し上げるような感じで5〜10回押す。自分で行うときは親指で、人にやってあげるときは人差し指から小指までをそろえて押す

マッサージだけでは唾液の量が不十分という場合には、市販されている人工唾液を利用してみましょう。歯科医に相談すれば、保湿性薬剤や保湿力の高い洗口液、保湿ジェル、夜間の乾燥を防ぐ保湿用マウスピース、夜間義歯などを処方することもできます。

Q ドライマウスを予防する方法がありますか?

私には口呼吸のクセがあります。鼻呼吸に改善するのに
「あいうべ体操」がいいと聞きました。詳しいやり方を教えてください。

A —— 回答者 —— **藤田敬一郎** タカシ歯科クリニック副院長

　　高齢の方で多く悩まされているのがドライマウスです。ドライマウスとは口の中が常に渇いている状態をいいますが、これは口呼吸が原因のひとつです。

　高齢者は加齢によりオーラルフレイルになりやすく、唾液の分泌量は20代の若者の約7分の1に減少するといわれています。

　ドライマウスになると、食べ物が飲み込みにくかったり、舌や粘膜が痛くなったり、味覚がわからなくなったりします。

　また、口呼吸をしていると、口の中や唇が乾燥するだけではありません。風邪やインフルエンザなどの感染症にかかりやすくなるともいわれています。なぜなら、鼻呼吸であれば、吸い込んだ空気が温められて湿気が加わり、鼻毛でホコリなどが体内に侵入するのを防いだり、粘膜で細菌やウイルスをキャッチしたりできるからです。口呼吸の場合、これらの役割が果たせず、風邪を引きやすかったりします。口呼吸をしている人は、鼻呼吸ができるようにトレーニングしましょう。

　ドライマウスの改善に効果的な方法が「あいうべ体操」です。次の要領でやってみてください。

①「あー」と大きく口を開く

②「いー」と口を大きく横に広げる

③「うー」と口を強く前にとがらせる

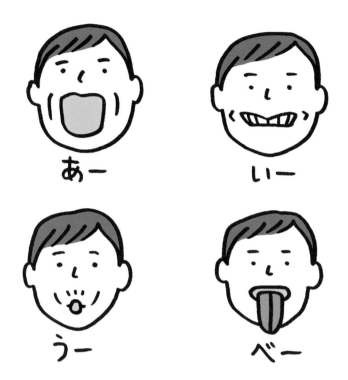

④「べー」と舌を突き出して下に伸ばす

　あいうべ体操のコツは、**唇や舌、口の動きを大きくすることです。声を出す必要はありません。**

「あー、いー、うー、べー」を3回繰り返すだけ。これだけで口呼吸から鼻呼吸に改善されます。

　また、口の筋トレにもなるので、口腔機能を強化することもできます。「あー」という発音であごが痛むという人は無理をせず、「いー」「うー」「べー」だけやりましょう。

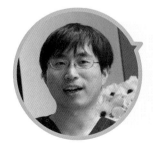

藤田敬一郎 タカシ歯科クリニック副院長

2006年朝日大学歯学部卒業。香川県観音寺市の「タカシ歯科クリニック」副院長。専門は口腔外科だが、特に小児治療を得意とする。小児矯正、エコノミーインプラントなどを担当。

Q 噛む力を鍛えるには、どうしたらいいでしょうか？

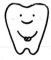

最近、硬いものが噛みにくくなり、柔らかいものばかり食べてしまいます。
よいトレーニングの方法を教えてください。

A

— 回答者 — **平野由香** ひらの歯科クリニック院長

　私たちは何気なく食べ物を口に運び、咀嚼し、飲み込んでいますが、こうした一連の動きには唇や舌、頬、のどなどが大きな役割を果たしています。

　食べ物を咀嚼した後、食道に送り込むためには、その前の段階で、舌と上あごをうまく連動させながら食塊をつくり、それを口の奥の方に送らなければなりません。そうして始めて飲み込むことができるというわけです。

　食べ物を噛み、食塊をつくるときには舌と頬の筋肉を使います。そのため、舌と頬の動きが悪くなると、食塊をつくって飲み込むことがむずかしくなります。

　介護を受けている高齢者が食べ物を口に入れて、もぐもぐしているだけで飲み込めないことがありますが、それは舌と頬の筋力が低下していることからです。もちろん、飲み込む力が衰えているという理由もあるでしょうが、食塊をつくってのどの奥に送り込めなければ、飲み込むこともできないのです。

　噛む力を鍛えるには、舌と口の体操がおすすめです。

　舌の体操は、次の要領でやってみましょう。

①舌を前に突き出し、左右に2〜3回動かす

②次に舌を上下に2〜3回動かす

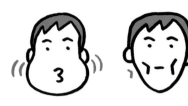

口の体操

頬をふくらませたり、へこませたりする

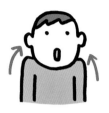
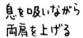
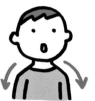

首の体操

息を吸いながら両肩を上げる

息を吐きながら肩を落とす

　口の体操は、次のようにやります。

①舌を出したり、引っ込めたりする

②舌先を左右の口角につける

③両方の頬をふくらませたり、へこませたりする

④舌先を唇の上下につける

⑤口の中にスプーンを入れ、頬の内側から外側に軽く押すと同時に頬の筋肉でスプーンを押し返す

　また、首の動きをよくすると、咀嚼や嚥下が改善されることがあります。噛む、飲み込むという動作には、首の動きが大きく関わっているからです。次の要領でやってみましょう。

①首をゆっくり前後左右に倒す

②息を吸いながら両肩を上げ、息を吐きながら肩を落とす

　こうした体操以外にも、食事のときにできることがあります。それが口の中で30回噛むということです。よく噛むと食べ物が細かく刻まれ、消化を助けて胃腸の負担を減らすことができます。

　また、口をよく動かして噛むことで、噛む力を低下させないという効果もあります。最近では、よく噛むことで脳への血流を増やし、脳の働きをよくするという報告もあります。

　1日3回、30回噛むことを習慣にしましょう。

Q 飲み込む力を鍛える方法を教えてください。

高齢の母が食事中、よくむせるようになり、食後に声がガラガラになることがあります。飲み込む力が弱くなっているのでしょうか?

A ── 回答者 ── 平野由香 ひらの歯科クリニック院長

　高齢になると飲み込む力が低下し、食べ物が食道ではなく、気道に入ってしまうことがあります。これを誤嚥といいますが、食事中によくむせる、食後に声がガラガラになるという場合は、要注意です。自分では飲み込んだつもりでも、食べ物がのどに残っていて誤嚥を起こす危険性があります。

　誤嚥はのどの筋力低下によって起こります。のどの筋肉を鍛える筋トレをしましょう。のどの筋トレにはいくつか種類がありますが、**自分1人でもできるもの、家族や介護職の人でもできるものとして「おでこ体操」があります。**

①イスにしっかりと腰掛ける

②片方の手をおでこに当てて、頭を強く押す

③頭を押す力に抵抗するように、おへそのあたりを見ようとして、下を向く。このとき、息を止めないようにする

④このときにのどのあたりをもう一方の手で触り、のどの筋肉がこわばって硬くなっていればOK

⑤おでこを押す動作を1、2、3、4、5と数えながら、5回繰り返す

⑥次に、おでこを5秒間、押し続ける

　さらに効果のあるトレーニングとして、プッシング・プリング体操があります。「声門閉鎖練習」ともいい、病気や加齢によって緩んだ声

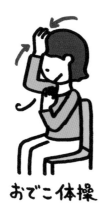

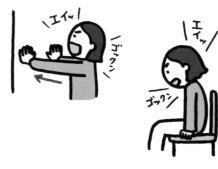

おでこ体操　　　　プッシング・プリング体操

門の筋肉を鍛え、誤嚥を防ぐ効果があります。

①壁に向かい、「エイッ」と強く声を出しながら、両腕に力を込めて壁を押し、最後に唾液を飲み込む

②イスに座り、「エイッ」と強く声を出しながら、身体を持ち上げるように両腕で座面を下に押し、最後に唾液を飲み込む

このほか、楽しく鍛えるやり方もあります。

その一つが「口じゃんけん」です。これは口でグーチョキパーを表すもので、まず、口をしっかり閉じてグーの形にします。それから、「イーッ」と口を左右に思いっきり広げてチョキの形にし、次に口を大きく開けてパーの形にします。仲間や家族でやれば、盛り上がること請け合いです。

歌が好きな人なら、カラオケで思う存分、歌いましょう。これなら楽しく、のどの筋肉が鍛えられます。

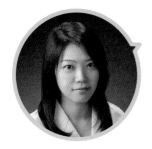

平野由香 ひらの歯科クリニック院長

日本大学松戸歯学部卒業。10年の勤務医を経て、2010年神奈川県川崎市にて「ひらの歯科クリニック」開業。所属学会は、日本口腔育成学会、日本口育協会、日本訪問歯科協会など。

訪問歯科診療を
受けるときに
知って
おきたいこと

Q 訪問歯科診療の対象は どのような人ですか?

80代の母が寝たきりになり、歯科クリニックに通えなくなりました。
訪問歯科診療を利用するのがよいと聞きましたが。

A ── 回答者 ── 金子尚樹　Kデンタルクリニック院長

　　　　ズバリ！　ご自身で歯医者さんに通院が困難なすべての方が対象となります。今や日本が高齢化社会であることは、ご存じのとおりですね。

　寝たきりの状態になっても、食事をすることは大きな楽しみのひとつであり、生きる意欲につながります。「食べることは生きること」といっても過言ではありません。

　まさに命に関わる問題といえるでしょう。特に認知症が進行している方には特別な対処法、治療法や食事方法が必要となってきます。

　そこで、いま医科と歯科と介護現場の間で求められることとは──。

　歯科医療チームが患者さんのご自宅を訪問して歯科診療することなのです。しかし、なかなか一般の方には詳細な部分まで知られていないのが実情でもあります。

　訪問歯科診療では、むし歯を治療したり、入れ歯を治したりといった通常の外来に近い治療も行いますが、**特に寝たきりの患者さんを中心に口腔ケア・リハビリテーション・栄養も非常に重要な診療の位置づけとなっているのです。**

　もし歩行困難になり、寝たきりの状態になると自分自身でのセルフケア（日々のブラッシング）がしっかりできなくなります。

　お口の中を手入れしていないと口腔内のフレイルが進みます。

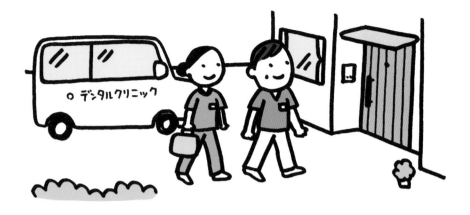

　そこで訪問歯科診療による口腔ケアの実施と、リハビリテーションが実施されれば虚弱は食い止めることができます。ところが、そうでない場合はどんどん悪化してしまいます。段階が進むと声が小さくなってきたり、体の免疫力が低下し、お口が乾燥することによって歯周炎の進行や口内炎が発生しやすくなり、お口が開けにくくなるケースがあります。

　特にご自身からの発信があまりない場合は、介護をしているご家族の方もシグナルに気づきにくく、どんどん悪化してしまいます。この負の連鎖を食い止めることが大切なのです。

　お口の中には500〜800種類もの細菌が存在しています。特に肺炎球菌の存在には注意が必要です。**この肺炎球菌らを誤嚥することによる肺への侵入を防ぐことは口腔ケアの最大の目的ともいえるでしょう。**

　このように、体の免疫力が低下している状態で、口腔内の食べ物と唾液と細菌が食道ではなく気道に入ってしまうと（誤嚥）、誤嚥性肺炎を起こすリスクが高くなってしまいます。特に、脳梗塞などの後遺症で麻痺がある方は知らず知らずに誤嚥してしまう不顕性誤嚥にも注意が必要です。

　ぜひ、訪問歯科診療を利用して誤嚥性肺炎を未然に防ぎましょう。

Q 口腔ケアをしないと、どのような 影響がありますか？

父が寝たきりで、入れ歯が合わなくなったのですが、
歯科医院に連れて行けず、入れ歯をはずすようになってしまいました。

A

―― 回答者 ―― **金子尚樹** Kデンタルクリニック院長

　　ズバリ！　誤嚥性肺炎のリスクが大きく上がってしまいます。また、口腔内を始め、細菌数が増加することでお口から全身にも細菌がまわってしまうことになります。さらに、歯の欠損の放置や入れ歯を装着しない状態が続くと、『口』としての機能を果たさなくなってしまいます。口腔機能の低下の始まりです。

　具体例としては、「むせやすくなった」「飲み込みにくくなった」「あごが外れやすい」「あごの関節がカクカクと鳴る」「食事中に窒息しかけた」「味がよくわからなくなってきた」「口が乾きやすい」「お肉が噛めない」「口内炎ができやすくなった」などが挙げられます。

　これはつまり、日々のブラッシングによるセルフケアが確立できていないため、お口の不衛生から始まり、食欲・免疫力の低下、そして『食べる』という機能にまで制限が出てきてしまうという恐ろしい連鎖がそこにはあるのです。

　そこで訪問歯科の登場です。**訪問歯科診療の目的は２つあります。１つは口の中の衛生状態を改善すること、もう１つは「食べられる口」「噛める口」を取り戻すことです。**

　したがって、まず私たちが取り組むべきことは「ブラッシング指導」ということになります。最初にセルフケアの確立・獲得を目指し、その後むし歯や歯周炎の治療（プロフェッショナルケア）を行い、歯が抜け

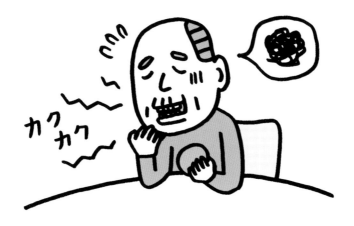

ている部位には入れ歯などを作製・調整していきます。この歯がない部分の治療は『噛み合わせ』を再構築するうえで非常に重要です。

　高齢者の中には入れ歯をしないで、歯がないまま食事をする人もいますが、それではご飯をおいしく咀嚼してうまく飲み込むことはできません。**噛む（咀嚼）と飲み込む（嚥下）は連動しているため、噛むことができないと飲み込むこともできなくなるのです。**歯の本数が少なくて十分に噛めないと、丸呑みする可能性が高くなり、胃の負担も大きくなります。唾液量が減少し、むせやすくなると誤嚥のリスクも高くなり、窒息・誤嚥性肺炎になる危険性が増します。それだけに歯の本数を増やす治療や入れ歯の調整は大切です。**きちんと噛めることが、誤嚥も含めたさまざまなリスクを減らすことにつながるのです。**

　訪問歯科診療を利用して、ご自身のセルフケアと歯医者さんのプロフェッショナルケアをぜひ日常に取り入れていただき、「食べられる口」「噛める口」「元気な表情とお口への自信」を取り戻しましょう。

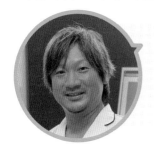

金子尚樹 Kデンタルクリニック院長

明海大学歯学部卒業。2013年大阪府吹田市にて「Kデンタルクリニック」開業。「地域と人に寄り添う」が理念。所属学会は、日本歯周病学会、日本臨床歯周病学会、日本顎咬合学会。

Q 訪問歯科診療は、保険でまかなえますか？

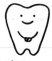

歩くのが不自由な高齢の母にむし歯ができたので、訪問歯科診療を頼みたいのですが、訪問なだけに料金のことが気になります。

A

─── 回答者 ─── 青 山 　修 　青山歯科医院院長

　訪問歯科診療は保険適用の対象となります。ただし、自宅から半径16キロ以内の範囲の歯科クリニックと決まっています。

　また、訪問歯科診療で保険の対象となるのは「通院困難な方」が前提となります。つまり、「1人では通院できない人」ということです。

　現在、訪問歯科診療を利用している人の約9割は高齢者で、約1割が精神疾患のある人や身体的障害のある子どもや成人です。

　こうした人たちをタクシーに乗せて歯科クリニックに連れて行くのは大変です。往復のタクシー代を考えたら、むしろ訪問歯科診療を頼んだ方が安くすむでしょう。家族が付き添って連れて行くという負担もなくなります。

　自宅で歯の治療や口腔ケアを受けたい場合は、医療保険のほか、介護保険の居宅療養管理指導等のサービスを利用できます。介護保険を利用するには、65歳以上で要介護認定を受けた人、あるいは40〜64歳で要介護認定が認められる病気を持つ人が対象となります。

　費用は次のようになります。

【医療保険の場合】

①後期高齢者（75歳以上の方、65歳以上で広域連合から障害認定を受けた方）：
　定率1割自己負担　※現役並所得者は3割自己負担

②前期高齢者（65〜74歳の方）：70〜74歳までの方は、2割もしくは3割自

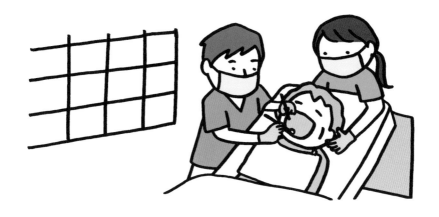

己負担

③障害者・生活保護の方：各市町村の減免と同じ扱い

④一般の方：一般の医療保険の自己負担と同じ　※高額医療の自己負担限度額を超えた場合は還元される

【介護保険の場合】

①歯科医師によるもの（月2回まで）：1人のみ指導の場合、1回503円、複数人への指導の場合、1回452円

②歯科衛生士によるもの（月4回まで）：1人のみ指導の場合、1回352円、複数人への指導の場合、1回302円

　わざわざ自宅に歯科医師や歯科衛生士が訪問したら、自己負担も結構、かかるのではないかと心配する人もいますが、外来を受診するのと大して違いはありません。

　たとえば、抜糸の場合、前歯1本1,400〜3,500円、奥歯1本1,600〜3,700円。むし歯を詰める場合、1本900〜2,000円。総入れ歯（上下）の場合、15,000〜20,000円。部分入れ歯の場合、片方で5,000〜7,000円。入れ歯の調整の場合、1回1,400〜2,300円。入れ歯の修理の場合、片方（1〜8歯）2,800〜5,500円となります。

　支払い方法も、毎回支払う、前回の訪問分を今回の治療時に支払う、月末で締めて翌月まとめて支払う、の3つがあります。

Q 介護保険を利用することも できるのでしょうか?

母が認知症の診断を受けました。介護保険を使って入れ歯の
治療をしてもらいたいのですが、どうすればいいでしょうか?

A

―― 回答者 ―― 青 山 修 青山歯科医院院長

　　　　介護保険を使って訪問歯科診療を受けるためには、まず、介護申請をする必要があります。次のような手続きを取りましょう。

①住民票のある市町村の介護保険課や地域包括支援センターに申請する。申請用紙は申請窓口にある

②申請をすると、後日、訪問調査員が自宅を訪れ、介護が必要かどうか、どれくらいのサービスが提供できるかを調べるための聞き取り調査を行う。この調査結果や主治医の意見書などをもとに、介護が必要と判定されれば、要介護度が決定される

③介護度には、要支援1、2から要介護1〜5までの6段階（要支援2＝要介護1）があり、利用できる介護保険サービスが決定する。介護が必要と認められなかった場合、介護保険は利用できない

④要介護1〜5と認定された人は、居宅介護支援事業所に所属するケアマネジャーにケアプラン（介護サービス計画）の作成を依頼する。居宅介護支援事業所のリストは申請窓口にある

⑤ケアマネジャーが自宅を訪問、本人の状態を見たり、本人や家族の話を聞いたりしてケアプランを作成する。要支援1、2の人は、地域包括支援センターの保健師などが介護予防ケアプランを作成

⑥サービスを提供する事業所と契約を交わせば、介護保険サービスを受けることが可能となる

要介護状態区分別の状態像

要支援1	要支援2/要介護1	要介護2	要介護3	要介護4	要介護5
● 起き上がり ● 立ち上がり					
	● 片足での立位 ● 日常の意思決定 ● 買い物				
		● 歩行 ● 洗身 ● つめ切り ● 薬の内服 ● 金銭の管理 ● 簡単な調理			
			● 寝返り ● 排尿 ● 排便 ● 口腔清潔 ● 上衣の着脱 ● ズボン等の着脱		
				● 座位保持 ● 両足での立位 ● 移乗 ● 移動 ● 整髪	
					● 麻痺(左下肢) ● 食事摂取 ● 外出頻度 ● 短期記憶

低下している
日常生活能力

※全74項目の要介護認定調査項目において、80%以上の割合
　で何らかの低下が見られる日常生活能力について集計
※要介護度別の状態像の定義はない

　介護保険を利用して訪問歯科診療を受けるときには、まず、自宅に来てくれる歯科医師を探さなければなりません。かかりつけの歯科医師が訪問歯科診療をしていれば問題ありませんが、そうでない場合は、次の方法で問い合わせをしてみましょう。

・ケアマネジャーや保健師に相談する

・市町村の高齢福祉課、介護保険課などの窓口に問い合わせる

・最寄りの地域包括支援センターに問い合わせる

・地域の歯科医師会に問い合わせる

・日本訪問歯科協会に問い合わせる（HPで探すことも可能）

　訪問してくれる歯科医師が決まったら、日時を決めますが、初回は歯科検診が中心になります。歯科医師の訪問日に、家族が用意するものは特にありません。

青山　修　青山歯科医院院長

鹿児島大学歯学部卒業。1991年、宮崎県宮崎市にて「青山歯科医院」開業。管理栄養士とも連携し「最期までお口で食べる」をサポートし続けている。所属学会は、日本訪問歯科医学会。

Q 訪問歯科診療を依頼するのは、どんなときでしょうか?

寝たきりになった母の口臭がひどくなったように思います。歯磨きは本人がしていますが、訪問歯科診療を受けた方がいいでしょうか?

A ── 回答者 ── 伊藤英一 伊藤歯科医院院長

　　　　口の中のトラブルは、本人が「痛い」「噛みにくい」などと訴えなければ、なかなか気づきにくいものです。しかし、**寝たきりの高齢者のほとんどが口のトラブルを抱えているといっても過言ではありません。**周りにいる人が気づいてあげることが大切です。

　多くの場合、**家族が最初に気づくのは口臭です。**介護している高齢者の口臭がひどいようなら、口の中に何らかのトラブルが発生している可能性があります。

　口臭の主な原因は、口の中に繁殖した細菌や食べかすなどの汚れによるものです。生臭いにおいや膿のような臭いがしたら、むし歯や歯周病が進んでいる可能性があります。本人を説得して、すぐにでも訪問歯科診療を受けるようにしましょう。

　また、口の中にトラブルがあると、食べる様子が以前と違ったり、話し方に変化が現れたりします。日常生活のちょっとした症状からも「おかしいな」と気づくことがあります。

　たとえば、次のような症状があったら、歯科医に相談しましょう。

・口臭が強い
・歯肉からよく血が出る
・歯がグラグラして、抜けてしまった
・入れ歯が黒ずんできた

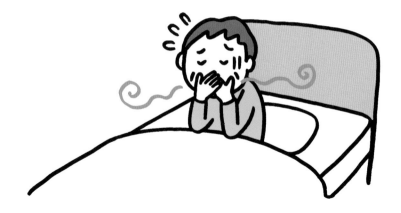

- 食べるときや話をするとき、入れ歯が外れやすい
- 食事のときに、むせやすくなった
- 食が細くなり、好きなものも食べなくなった
- 食事に時間がかかるようになった
- 濃い味を好むようになった
- よく熱を出すようになった
- 風邪を引きやすく、治りにくい
- 寝込むことが多くなった
- 言葉が出にくく、会話が少なくなった
- 表情が乏しく、外出しなくなった
- 認知症のような症状が現れてきた
- 糖尿病がある
- 身体に麻痺などの運動障害がある

　このような症状や様子に気づいたら、口の中のトラブルを疑ってみましょう。寝たきりの人は、飲み込む力が低下しやすく、唾液や食べ物が誤って気道に入ることがあります。口の中にむし歯菌や歯周病菌などの細菌が含まれていると、誤嚥性肺炎になることもあります。

　高齢で免疫力が低下していると、命に関わります。ささいなことだと見過ごさず、訪問歯科診療を依頼しましょう。

Q 口腔ケアはどのように 行うのでしょうか?

半身不随で寝たきりの父に、自宅で口腔ケアをしたいと思っているのですが、どうしたらいいかわかりません。方法を教えてください。

A
—— 回答者 —— 伊藤英一 伊藤歯科医院院長

自宅で口腔ケアをするときには、まず用具が必要ですが、介護を受けている人の状態によって使うものが異なります。

まず、入れ歯をまったく使っていない人の場合は、歯ブラシと歯間ブラシ、またはデンタルフロスを用意します。

部分入れ歯を使っている人は、歯ブラシと歯間ブラシ（またはデンタルフロス）のほかに、スポンジブラシと入れ歯用ブラシが必要です。

総入れ歯で歯がまったくない場合は、スポンジブラシと入れ歯用ブラシだけで、歯ブラシなどは必要ありません。

高齢者は口が乾燥しがちなので、いずれの場合でも口腔保湿剤は用意しましょう。

誤嚥の心配があって、うがいができない人の場合は、口腔ケアウエットティッシュを準備します。吸引器がある場合は、吸引ブラシ（唾液や痰を吸引しながら歯の清掃をするブラシ）があると、歯磨きも安全にできます。

寝たきりの人の場合は、ガーグルベースン（うがい受け）が必要です。また、口を開けていることがむずかしい場合には、開口保持器（歯に噛ませて口を開かせるパッド）を準備します。

口腔ケアのやり方ですが、次の要領でやってみましょう。

①始める前に「歯磨きしますね」と声をかける

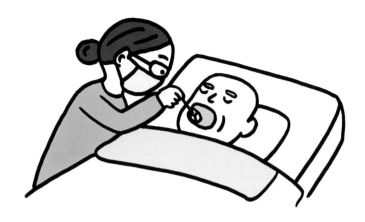

②ベッドの角度を変え、安定した姿勢を保持する

③ビニール手袋をはめてから、口を開けてもらい、口臭や腫れ、出血などがないか確認する

④頬をふくらませてクチュクチュうがいをしてもらう

⑤口の端から指を入れて隙間をつくり、スッと歯ブラシを入れ、頬の側からブラッシングする

⑥次に、内側に歯ブラシを入れて歯の裏側を磨く

⑦歯間ブラシ、あるいはデンタルフロスで歯間を清掃する

⑧スポンジブラシで粘膜を清掃する。時々は舌クリーナーで舌の清掃も行う

⑨クチュクチュうがいをしてもらう

⑩最後に、口腔保湿剤を口の中に塗る

　寝たきりで上半身を起こせない人は、うがいができないので、口腔ケアウエットティッシュで口の中をきれいに拭き取りましょう。

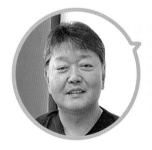

伊藤英一 　伊藤歯科医院院長

北海道大学歯学部卒業。1996年、北海道函館市にて「伊藤歯科医院」開業。治療はもとより、ケアとリハビリにも力を入れる。所属学会は、日本矯正歯科学会、日本口腔インプラント学会など。

Q 口腔ケアで介護側の注意 すべき点を教えてください。

母親が脳梗塞になり、体が不自由です。お口のケアもこれからは家族が してあげなければと思います。注意すべき点を教えてください。

A ── 回答者 ── 松島義人 松島歯科医院院長

　口腔ケアの介護をするとき、たとえ親子でも、無理に口をこ じ開けたり、開けさせるようなことは避けましょう。歯磨きが本人に はつらく、楽しくない時間になってしまいます。また、口の中は、あま り人に見せたくない部分でもあり、その人の心の尊厳にも関わります。 特に初めての口腔ケアのときは、細心の注意を払って行いましょう。

　ここで、口腔ケアのポイントをいくつか挙げておきます。

①できるだけ本人にやってもらう

　寝たきりの人であっても、半身を起こせる人は、自分で歯を磨いても らいます。歯ブラシを持って手を動かす動作は、手指の運動機能を使 うことになります。**軽い片麻痺の人や運動機能が衰えている人にとっ ては、毎日の歯磨きが手指のリハビリになるのです。**

　その人が使いやすい用具を選んであげるのも大事です。

②誤嚥に注意する

　口腔ケアでもっとも注意すべきことは「誤嚥」です。せっかく口の 中をきれいにしても、その汚液が気管支や肺に入ってしまっては本末 転倒です。誤嚥性肺炎になってしまうおそれがあります。誤嚥性肺炎 にならないよう十分に注意する必要があります。

　口腔ケアをするときは、上半身を30度ほど起こして、床とあごのラ インを平行になるようにすると誤嚥を起こしにくいとされています。

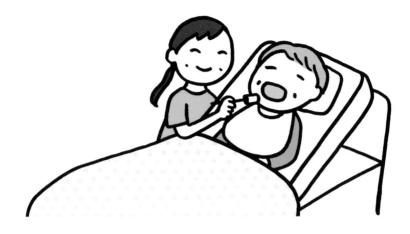

　このような姿勢を取ってもらい、声がけをして意識をはっきりさせて
から行うようにしましょう。

③口腔ケアを生活のリズムに組み込む

　私たちが朝、起きて顔を洗い、歯を磨く習慣は1日のリズムをつくる
ことでもあります。口腔ケアも同じです。単に口の中をきれいにする
だけではなく、**1日のリズムにメリハリをつける意味でも、時間を決め、
日々、継続して行うようにしましょう。**

④無理強いはしない

　口腔ケアは毎日することが重要ですが、体調が悪かったり、気分が乗
らないときもあります。そういうときは口腔ケアを休んでみましょう。
口腔ケアがストレスになっては意味がありません。**1日ぐらいケアが
できなくても心配はありません。介護する人がおおらかな気持ちでや
ることも大切なのです。**

⑤訪問歯科診療や介護保険サービスを利用する

　日頃の口腔ケアは本人や介護者が行いますが、必要に応じて訪問歯
科診療や介護保険サービスを利用しましょう。日頃の口腔ケアでは取
り切れない歯垢や歯石などを清掃してもらうことができ、自宅での口
腔ケアについて、アドバイスしてもらうことも可能です。

Q お口をきれいに清掃する コツを教えてください。

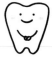

寝たきりの母の口腔ケアをしていますが、清掃しようとすると嫌がります。
どうしたら、うまくやれるでしょうか?

A

── 回答者── 松島義人 松島歯科医院院長

　　　　　粘膜清掃に使うのはスポンジブラシですが、口に入れると
「気持ちが悪い」といわれることがあります。それは正しい使い方を
していないからかもしれません。

　まず、用意するものは、スポンジブラシとコップ、ウエットティッ
シュです。コップに水を入れてスポンジブラシを浸し、しっかりと水
分を絞ります。嚥下障害のある人の場合、**水分が残っていると誤嚥を
してしまい、誤嚥性肺炎になってしまう危険性があります。スポンジ
ブラシをしっかり絞ることが重要です。**

　スポンジの感触は誰にとっても気持ちの悪いものです。スポンジブ
ラシを入れるときは、比較的、感覚の鈍い頬の内側からそっと差し込
むようにしましょう。**すぐに動かすと気持ち悪さを感じてしまうので、
スポンジの感触に慣れるまで、しばらく入れたままにします。**

　最初は、頬と歯肉の間、唇と歯肉の間を清掃します。口を大きく開け
すぎると、頬と歯肉の間にスポンジブラシが入らないので、軽く開けて
もらいます。

　清掃する順番は「外から内へ」が基本です。まず、左側の上あごの
頬と歯肉の間、次に右側の頬と歯肉の間、それから右側の下あごの頬と
歯肉の間、左側の頬と歯肉の間を行います。

　次に、舌を奥から手前に向かって清掃します。最後に上あごを奥か

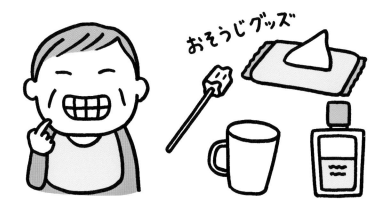

ら手前に動かします。

　注意点は、頬と歯肉の間を清掃するとき、スポンジブラシを唇の真ん中で止めることです。唇の裏側の真ん中には小帯という細い筋があり、そこに触れると痛いので、避けて清掃します。

　スポンジブラシは奥から手前に動かしますが、歯ブラシのように小刻みに動かすのではなく、スポンジをくるくると回しながら汚れを拭き取る感覚で動かします。奥から手前まで清掃したら、スポンジブラシをウエットティッシュで汚れを取り、水の入ったコップに浸してしっかりと水分を絞り、清掃を再開します。

　上あごと舌は軽く触れられると気持ちが悪いので、少し強めに清掃するのがコツです。ただし、上あごと舌はあまり奥の方を刺激すると、オエッとなってしまうので、無理はしないようにしましょう。

　また、コップには水ではなく、マウスウォッシュを入れると、殺菌効果があるので、より効果的に粘膜清掃ができます。

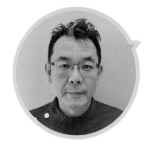

松島義人 松島歯科医院院長

1991年岩手医科大学歯学部卒業。1995年、栃木県足利市にて「松島歯科医院」開業。「地域の皆様に信頼される歯科医療」をモットーとする。所属学会は、日本障害者歯科学会など。

Q 口腔ケアのグッズを100円 ショップでも買えますか?

80歳になる母親を自宅で介護しています。100円ショップで
口腔ケアの代用品を買えると聞きましたが、どういうものでしょうか?

A ── 回答者 ── 吉原正明 吉原歯科医院院長

　口腔ケアを行うとき、100円ショップで売っているもので
代用できるものがありますので、紹介しましょう。

【バイトブロックの作り方】

　口腔ケアを行っている最中に、利用者の口が閉じて介助者の指が噛
まれてしまうことがあります。バイトブロックとは、そうした事故を
防ぐために使う用具ですが、専門用品を使わなくても、100円ショップ
で買えるものや家にあるもので代用もできます。

　使うのは、ホースと使い古した歯ブラシだけ。ホースを5cmほどの長
さに切り、そこに使い古した歯ブラシの柄の部分を通します。それを
バイトブロックとして使います。

　ただし、口の状態は使う人によってさまざまなので、口の開け具合に
合わせてホースの太さを替えるといいでしょう。

①口を大きく開けられず、歯が少ない人やグラグラしている人の場合
　は、細くて柔らかいホースを使う

②口を大きく開けられないが、歯がしっかりと残っている人の場合は、
　細くて硬いホースを使う

③口は開けられるが、歯が少ない人やグラグラしている人は、太くて柔
　らかいホースを使う

④口は開けられるが、歯がしっかりと残っている人は、太くて硬いホー

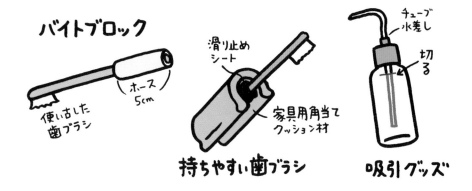

スを使う

【持ちやすい歯ブラシの作り方】

　歯ブラシの柄の部分を太くすれば、握りやすくなります。

　使うのは、歯ブラシ、家具用角当てクッション材、滑り止めシートの3つ。以下の要領で作りましょう。

①握りやすい長さに家具用角当てクッション材を切る

②歯ブラシの柄に滑り止めシートを巻き付ける

③滑り止めシートを巻き付けた上に、①のクッション材をかぶせる

【口腔ケア吸引グッズの作り方】

　口腔ケアのとき、汚れや唾液をこまめに口腔ケアウエットティッシュで拭き取ることもできますが、ケアをしながら汚れや唾液を吸引することができれば便利です。専門用具として吸引器がありますが、100円ショップの**「チューブ水差し」に一手間加えると吸引器になります。**

①チューブ水差しのふたを開け、中に付属しているチューブを取り外すか、または切り落とす

②ポンプはあらかじめ押しておき、利用者の口の中に入れる

③ポンプを放すと、先端から汚れや唾液が吸い取られる

Q パーキンソン病の人の口腔ケアは、どうすればいいですか？

母がパーキンソン病なのですが、手の震えがあるため、うまく歯磨きができません。どのように口腔ケアをしたらいいでしょうか？

A

── 回答者 ── 吉原正明　吉原歯科医院院長

　　　　パーキンソン病とは、脳の異常により身体の動きに障害が現れる病気のことで、高齢者に多いといわれています。

　口腔ケアに関する症状としては、安静にしているときに手足が小刻みに震える振戦（しんせん）、関節がカクカクするような筋固縮（きんこしゅく）があるほか、身体のバランスが取りづらく、重心がぐらついたときに姿勢を立て直すことができずに倒れてしまう姿勢反射障害です。

　また、初期の段階では、嚥下に障害が生じることは少ないのですが、病状が進行していくと、次第に咀嚼や嚥下の動作に支障が出てきますので、介護をする人は気をつける必要があります。

　特に水を取るときに嚥下反射のタイミングがずれ、誤嚥をしやすくなります。

　そういうことを頭に入れて口腔ケアを行ってください。

　パーキンソン病の人の口腔ケアは、薬の効果で症状が現れない時間帯があるので、そのときに行うといいでしょう。歯磨きは食後に行うのが理想ですが、それにこだわらず、症状が治まっているときに口腔ケアを行います。

　手足の震えがないタイミングを見計らって、自分で歯磨きをしてもらいます。歯ブラシは、持ちやすいように柄の部分が太くなっているものがいいでしょう。手が震えたとき、歯ぐきを傷つけたりしないよ

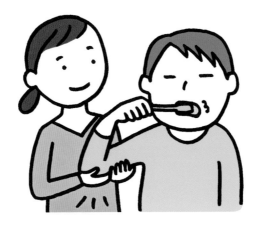

うに毛先の柔らかいタイプを選びます。磨いている最中に手が震えた
ときは肘を支えてあげましょう。

　パーキンソン病の症状は、精神的な面も大きく影響します。人にジ
ロジロ見られたり、せかされたりすると、余計に症状がひどくなりま
す。そんなときにはリラックスできるよう、ゆったりとサポートしま
す。歯ブラシに一緒に手を添えて、ゆっくりと動かしてあげましょう。

　**うがいは、特に誤嚥に気をつけてください。のどの奥でガラガラう
がいをするのではなく、頬をふくらませるクチュクチュうがいをして
もらいます。**

　いずれにしても、主治医とも相談のうえ、口腔ケアを行うようにして
ください。

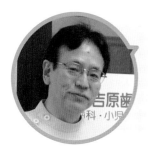

吉原正明 吉原歯科医院院長

日本大学松戸市学部卒業。1990年、兵庫県三田市にて「吉原
歯科医院」開業。口腔ケア、リハビリに力を注いでいる。所属学
会は、日本口腔インプラント学会、日本老年歯科医学会など。

Q 胃ろうの場合の口腔ケアは どのようにしますか?

寝たきりだった父が衰弱し、胃ろうをすることになりました。
口から食事をしていないので、口腔ケアはしなくてもいいのでしょうか?

A ——回答者—— 柴田督弘 しばた歯科院長

　　　　胃ろうとは、腹部に穴を開けて胃にチューブを通し、直接、流動食や栄養剤を流し込む方法をいいます。

　胃ろうの人は口から食べることがなくなるので、口腔ケアが必要ないと思う人もいます。しかし実際には、そんなことはありません。

胃ろうの人は口から食事をしないため、かえって唾液の分泌が少なくなり、口腔内の衛生状態が悪くなります。

　また、食事のときの咀嚼には、口腔内の汚れを取る作用もありますが、胃ろうの人は咀嚼することがないため、口の中に汚れが残り、それが粘膜に張り付いてしまうのです。

　特に、上あごと舌の上に汚れがたまりやすくなってしまいます。さらに、嚥下の回数も少なくなるため、咽頭部にも汚れがたまりやすくなります。

　つまり、**胃ろうで口から食事をしなくても、口腔ケアは欠かせないのです。**

　胃ろうの人に口腔ケアを行うときは、実施するタイミングに注意する必要があります。口から食事をする人と同じように、栄養剤を注入した直後に口腔ケアを行うと、栄養剤が逆流したり、嘔吐したり、誤嚥したりする危険性があります。

口腔ケアを行うのは、栄養剤を注入した後、1時間以上経過してから

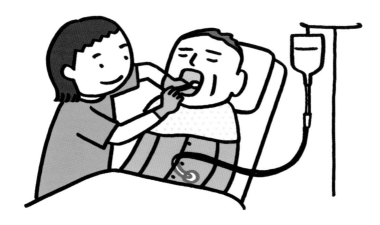

行うようにしましょう。

　胃ろうは、人によって栄養剤の注入回数や注入する時間が異なるため、口腔ケアをするタイミングがむずかしいことがあります。

　そういうときは、**栄養剤の注入前に口腔ケアをしましょう。口腔ケアを行うことで口が刺激されると、消化器官の働きも活発になるので、栄養剤の吸収もよくなります。**

　また、鼻から胃や腸にチューブを通して流動食や栄養剤を流し込む経鼻経管栄養法の場合も、胃ろうの人の場合と同じように、口から食事をしなくても口腔内が汚れてしまいます。

　経鼻経管栄養の人の口腔ケアでは、鼻から通っているチューブを動かないように注意する必要があります。ケアを行う前にチューブをテープなどで固定しましょう。

　ケアのときは、歯磨きはもちろん、粘膜清掃を念入りに行います。経鼻経管栄養の人は鼻からのどにチューブが通っているため、口の粘膜の汚れがチューブを伝って流れてしまうと誤嚥を起こす危険性もあります。口腔ケアをおろそかにすると、誤嚥予防のために行っている経管栄養が、逆に誤嚥を引き起こすことになることもあるのです。

　また、チューブに雑菌が繁殖すると誤嚥性肺炎になる危険性もあります。チューブの位置に気をつけながら、口腔ケアを行いましょう。

Q 寝たきりの人が誤嚥をしたら どう対応をしますか?

寝たきりの母が食事のとき、誤嚥をしてしまうのではないかと心配です。
そんなときは、どう対処したらいいのでしょうか?

A

—— 回答者 —— 柴田督弘 しばた歯科院長

　　　食事の介助をしているとき、食べている人が急にむせることがあります。しかし、**むせること自体は悪いことではありません。食べ物が気道に入らないようにする身体の防御反応ですから、まず、介助する人が慌てないことが大切です。**

　むせているときに背中を叩くと、気管に落ちそうになっている食べ物をさらに下の方に落としてしまう危険性があります。そういうときは、やさしく背中をさすって「大丈夫。ゆっくり、大きく咳をしましょう」と声をかけます。

　無理にむせるのを止めようとしているときは、「遠慮しないで、しっかりとむせてください」と話しかけましょう。むせは止めない方が誤嚥を防止できるのです。

　むせたあとに呼吸が落ち着いているようなら、そのまま食事を続けても大丈夫です。ただし、呼吸が乱れていたり、顔色が変わっているときは食事を中止して様子を見ましょう。

　窒息などが疑われるときは、すぐに救急搬送を依頼してください。

　摂食嚥下に障害のある人には、食べやすく調理した嚥下食がおすすめです。ただし、**嚥下食に向かない食べ物もあります。**

①サラサラしたもの:水やお茶、汁物、ジュースなどは、すぐに咽頭に
　落ちていくために誤嚥しやすくなる

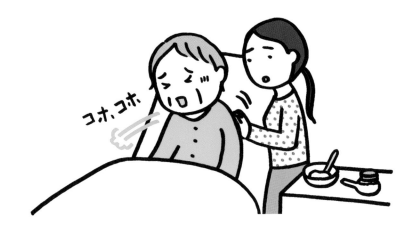

②口の中でバラバラになるもの：ひき肉、レンコン、ピーナッツなどは口の中でひと塊になりにくく、咽頭にぼろぼろと落ちてしまい、誤嚥しやすくなる

③パサパサしたもの：カステラやマドレーヌ、高野豆腐などは水分が少なく、口の中で塊になりにくいため、誤嚥しやすくなる。さらに、カステラやマドレーヌなどは、唾液と混ざって粘性が高まり、うまく飲み込めなくなる

④張り付きやすいもの：もち、焼き海苔、もなかの皮、ウエハースなどは、口の中に張り付きやすく、うまく飲み込めなくなってしまう。もちなどは大きな塊のままで咽頭に落ちると、窒息のおそれもある

　ただし、こうした食べ物すべてが嚥下食に向いていないというわけではありません。**とろみをつけたり、ジュレでまとめたりといった調理法を工夫すれば、嚥下食として活用することができます。**

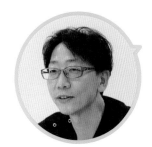

柴田督弘 しばた歯科院長

徳島大学卒業。2004年、愛媛県松山市にて「しばた歯科」開業。米ハーバード大学インプラントコース修了。ドイツ公認研究機関「センター・オブ・エクセレンス（CoE）」認定取得。

Q&Aでよくわかる口から健康まるごとBOOK

2020年8月17日　初版第1刷

監　修	一般社団法人日本訪問歯科協会
発行者	坂本桂一
発行所	現代書林
	〒162-0053　東京都新宿区原町3-61 桂ビル
	TEL ／代表　03 (3205) 8384
	振替 00140-7-42905
	http://www.gendaishorin.co.jp/
デザイン	小口翔平・喜來詩織・加瀬梓 (tobufune)
イラスト	坂木浩子

印刷・製本：(株) シナノパブリッシングプレス
乱丁・落丁はお取り替えいたします。

定価はカバーに
表示してあります。

ISBN978-4-7745-1859-6 C0047